カラービジュアルで見てわかる！

はじめての糖尿病看護

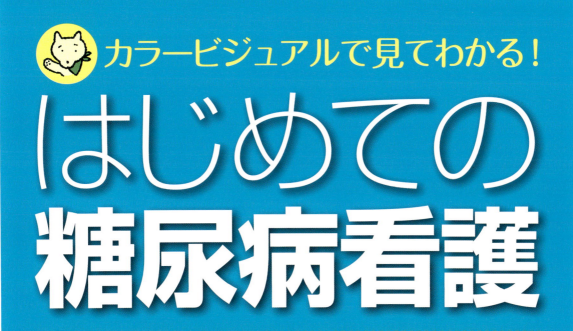

編著 ● 石本 香好子 　刈谷豊田総合病院看護部教育担当師長・糖尿病看護認定看護師

できるナースは
ここからはじめる！
やりなおす！

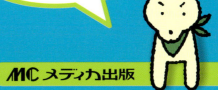

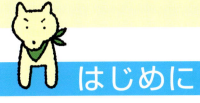

はじめに

　数ある糖尿病関連の書籍の中から，『カラービジュアルで見てわかる！　はじめての糖尿病看護』を手に取っていただきありがとうございます．

　皆さんもご存知のように糖尿病は年々増加しており，糖尿病を専門とする診療科に限らず，さまざまな病棟，施設に糖尿病患者さんが存在しています．糖尿病は，糖尿病神経障害，糖尿病網膜症，糖尿病腎症，動脈硬化などの合併症があり，患者さんの身体面だけでなく心理・社会的影響も大きく，そのQOLを低下させることがあります．糖尿病患者さんの療養生活を支援する看護師は，糖尿病の病態や治療を理解し，患者さんの心理・社会的背景を十分にとらえ，患者さん自身がセルフケア行動をとれるような療養指導の実践が求められています．

　しかし，近年糖尿病治療の進歩は著しく，次々と新しい治療薬や治療法が開発され臨床で使用されるようになり，「糖尿病治療・療養指導は難しい」というイメージを持たれる方が多いと思います．本書は，新しく糖尿病の病棟や外来に配属された，これから糖尿病看護に触れる新人さんや部署異動となった看護師が，糖尿病治療や療養指導のポイントを学べるよう，カラーの図や写真，イラストなどを多く取り入れ，理解しやすい内容となっています．執筆は，日ごろから療養指導の質の向上に取り組んでいる糖尿病チームの仲間である糖尿病専門医と日本糖尿病療養指導士，糖尿病看護認定看護師など，臨床で活躍し，指導経験の豊富な糖尿病看護のエキスパートに協力してもらい，すぐに看護に役立てられる必要なポイントにしぼったわかりやすい解説を心がけました．

　本書が，これから糖尿病看護を始める皆さんに活用していただき，さらには糖尿病患者さんがその人らしく生活を送ることにつながることを願っております．

　最後になりましたが，本書を執筆する機会をくださったメディカ出版と，私の「はじめての糖尿病看護」への思いを受け，根気よく編集していただきましたメディカ出版の下村美貴氏に感謝を申し上げます．

2017年1月吉日

石本 香好子

カラービジュアルで見てわかる！
はじめての糖尿病看護

CONTENTS

はじめに ……………………………………………………………… 3
編集・執筆者一覧 …………………………………………………… 6

第1章　糖尿病とは
- 糖尿病の病態と分類 …………………………………………… 8
- 糖尿病の検査と診断 …………………………………………… 12
- 糖尿病の合併症 ………………………………………………… 15
- 糖尿病の治療 …………………………………………………… 16

第2章　糖尿病の合併症
- 糖尿病急性合併症 ……………………………………………… 24
- 細小血管障害と大血管障害 …………………………………… 29
- 糖尿病網膜症 …………………………………………………… 32
- 糖尿病腎症 ……………………………………………………… 36
- 糖尿病神経障害 ………………………………………………… 43
- 糖尿病足病変 …………………………………………………… 45
- その他の合併症 ………………………………………………… 48

第3章　糖尿病の食事療法
- 2型糖尿病の食事療法 ………………………………………… 52
- 1型糖尿病の食事療法 ………………………………………… 54
- 妊娠糖尿病の食事療法 ………………………………………… 56
- エネルギー摂取量 ……………………………………………… 57
- 必要栄養素とそのバランス …………………………………… 58
- 食品交換表 ……………………………………………………… 60
- カーボカウント ………………………………………………… 64

第 4 章　糖尿病の運動療法
- 運動の効果と種類 · 72
- 有酸素運動とレジスタンス運動 · · · · · · · · · · · · · · · 74
- 運動療法の指導 · 76

第 5 章　糖尿病の薬物療法
- 糖尿病に用いる血糖降下薬の種類 · · · · · · · · · · · · · 82
- 2 型糖尿病に用いる血糖降下薬 · · · · · · · · · · · · · · 83
- インスリン製剤 · 91
- インスリン療法の実際 · 94
- 薬と食事の関係 · 98

第 6 章　糖尿病の療養指導
- 糖尿病療養指導のポイント · · · · · · · · · · · · · · · · · · 102
- 低血糖への対応 · 107
- シックデイ時の対応 · 109
- その他の生活指導 · 110

第 7 章　糖尿病患者のフットケア
- フットケアの目的 · 112
- フットケアを始める前に · 113
- 足浴 · 116
- 爪のケア · 117
- 足白癬・爪白癬のケア · 123
- 胼胝・鶏眼のケア · 125
- 乾燥のケア · 126
- マッサージ · 127
- 歩き方の指導 · 128

参考資料
- 主なインスリン製剤一覧 · 134
- 主な血糖降下薬一覧 · 136
- チェックしておきたい情報 · · · · · · · · · · · · · · · · · · 139

さくいん · 140

■ 編集・執筆者一覧

編集

石本 香好子　医療法人豊田会刈谷豊田総合病院看護部教育担当師長
　　　　　　　　糖尿病看護認定看護師

執筆

●第1章
水野 達央　医療法人豊田会刈谷豊田総合病院内分泌・代謝内科部長

●第2章　p.24〜42／参考資料　p.139
石本 香好子　医療法人豊田会刈谷豊田総合病院看護部教育担当師長
　　　　　　　　糖尿病看護認定看護師

●第2章　p.43〜49
加藤 久代　社会医療法人岡本病院（財団）京都岡本記念病院看護部教育担当師長
　　　　　　　慢性疾患看護専門看護師・糖尿病看護認定看護師

●第3章
佐野 弘美　医療法人豊田会刈谷豊田総合病院栄養科担当員・管理栄養士
和田 真季　医療法人豊田会刈谷豊田総合病院栄養科管理栄養士

●第4章
岡田 照代　碧南市民病院看護師長・糖尿病看護認定看護師

●第5章／参考資料　p.134〜138
近藤 洋一　医療法人豊田会刈谷豊田総合病院薬剤部外来調剤Gリーダー

●第6章
土川 睦子　DM-NURSE-LAB代表
　　　　　　　名古屋市立大学看護学部非常勤講師・糖尿病看護認定看護師

●第7章
本田 千春　医療法人豊田会刈谷豊田総合病院看護部・糖尿病看護認定看護師

第1章 糖尿病とは

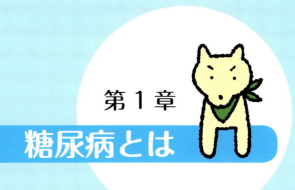

❖ 糖尿病とは

糖尿病の病態と分類

生体はエネルギーとしてブドウ糖を利用するのに，インスリンを必要とします．糖尿病は，インスリンの作用不足によって起こる慢性高血糖を主徴とする代謝疾患群です．

糖尿病の病態

Point!

- 糖尿病の病態は単に血糖値が上昇してしまうことだけでなく，生体のエネルギー代謝全体に及びます．
- インスリン作用不足，高血糖そのものが特徴的な症状（口渇，多飲，多尿，体重減少）を呈し，急激かつ高度の高血糖では昏睡をきたします（p.15）．長期にわたるとさまざまな慢性合併症をきたします（p.15）．

インスリンの作用不足

- 膵ランゲルハンス島β細胞からのインスリンの分泌低下
- 肝臓，筋肉，脂肪などにおけるインスリンの抵抗性

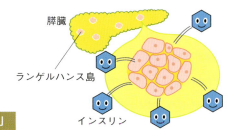

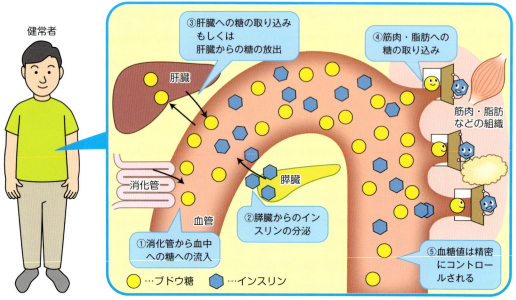

健常者の「糖の流れ」

①消化管から血中への糖への流入
②膵臓からのインスリンの分泌
③肝臓への糖の取り込みもしくは肝臓からの糖の放出
④筋肉・脂肪への糖の取り込み
⑤血糖値は精密にコントロールされる

○…ブドウ糖　⬢…インスリン

文献1を参考に作成

Point!

- ブドウ糖が食物から吸収されると，インスリンの作用により肝での糖の放出や取り込み，組織での糖の取り込みが調節され，血糖値は精密にコントロールされるとともに，糖をエネルギー源として利用します．

2型糖尿病における「糖の流れ」

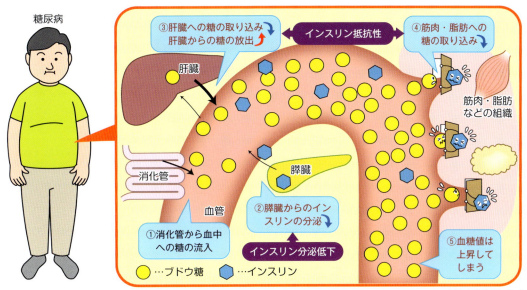

文献1を参考に作成

> **Point!**
> ● 糖尿病では，種々の程度のインスリン分泌低下とインスリン抵抗性が存在します．それによって肝臓，末梢組織におけるブドウ糖の取り込みなどの生体反応に異常をきたし，血糖値の上昇とエネルギー源としての糖の利用障害が生じています．

糖尿病の成因と分類

糖尿病と糖代謝異常の成因分類

Ⅰ．1型糖尿病（β細胞の破壊，通常は絶対的インスリン欠乏に至る）
　A．自己免疫性
　B．特発性
Ⅱ．2型糖尿病（インスリン分泌低下を主体とするものと，インスリン抵抗性が主体で，それにインスリンの相対的不足を伴うものなどがある）
Ⅲ．その他の特定の機序，疾患によるもの
　A．遺伝因子として遺伝子異常が同定されたもの
　　●膵β細胞機能にかかわる遺伝子異常
　　●インスリン作用の伝達機構にかかわる遺伝子異常
　B．他の疾患，条件に伴うもの
　　●膵外分泌疾患
　　●内分泌疾患
　　●肝疾患
　　●薬剤や化学物質によるもの
　　●感染症
　　●免疫機序によるまれな病態
　　●その他の遺伝的症候群で糖尿病を伴うことの多いもの
Ⅳ．妊娠糖尿病

文献2を参考に作成

❖ 糖尿病とは

1型糖尿病

Point!
- 膵β細胞の破壊的病変，インスリンの欠乏により発症します．
- 通常はインスリンの絶対的欠乏に陥ります（生存にインスリン注射が必要）．
- 典型例では若年，急性発症とされてきましたが，あらゆる年齢層に起こり得ます．
- 日本の発症率は，小児10万対1.5～2.5人/年ですが，北欧などでは小児10万対30～40人/年という国や地域もあります．

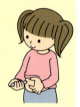

豆知識 インスリンの発見

- 1921年，カナダのバンティング博士らによりインスリンが発見され，瞬く間に臨床応用された．
- それまで死の病に苦しんでいた1型糖尿病患者にはまさに奇跡の薬となった．
- 世界糖尿病デーは，バンティング博士の誕生日である11月14日にちなみ制定された．

これも覚えておこう！ わが国から報告された1型糖尿病の2亜型

① 劇症1型糖尿病
- β細胞の破壊がきわめて急激のため，発症まもなく著しい高血糖，ケトーシス，ケトアシドーシスをきたすにもかかわらず，HbA1cが比較的低い．通常，膵島関連自己抗体は陰性．

② 緩徐進行1型糖尿病（SPIDDM）
- 一見2型糖尿病に見えるが，膵島関連自己抗体は陽性で，数年後にインスリン依存状態まで進行するもの．

2型糖尿病

Point!
- インスリン分泌低下やインスリン抵抗性をきたす複数の遺伝因子に，過食（とくに高脂肪食）・運動不足などの生活習慣，およびその結果としての肥満が環境因子として加わり，インスリン作用不足を生じて発症します．
- 2012年の国民健康・栄養調査では，糖尿病が強く疑われるものは950万人と推計されました．
- 糖尿病患者の9割以上は2型糖尿病患者であり，糖尿病患者数の増加は生活環境の変化による2型糖尿病患者数の増加と考えられています．

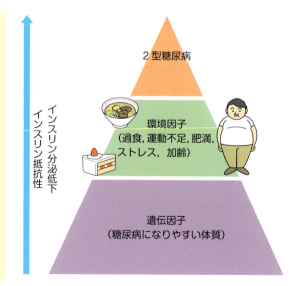

10　はじめての糖尿病看護

国民健康・栄養調査結果

(万人)
- 糖尿病の可能性が否定できないもの
- 糖尿病が強く疑われるもの

年	糖尿病が強く疑われるもの	糖尿病の可能性が否定できないもの
1997	690	680
2002	740	880
2007	890	1,320
2012	950	1,100

文献3を参考に作成

妊娠と糖代謝異常

- 妊娠自体が糖代謝悪化のきっかけになります．
- 比較的軽い糖代謝異常でも母児に大きな影響を及ぼします．（右表）
- 妊娠中に生じた糖代謝異常は分娩後にしばしば正常化しますが，将来糖尿病を発症するリスクがあります．

- これらのことから，非妊娠時とは異なる診断基準と管理指針が設けられました．
- ◎妊娠糖尿病（右表）
- ◎妊娠中の明らかな糖尿病（空腹時血糖値≧126mg/dL，HbA1c≧6.5％）
- ◎糖尿病合併妊娠（妊娠前にすでに診断されている糖尿病，または確実な糖尿病網膜症があるもの）

糖代謝異常妊婦における合併症

母児に大きな影響を及ぼす！

母体側	胎児・新生児側
● 糖尿病網膜症の悪化 ● 糖尿病腎症の悪化 ● 糖尿病ケトアシドーシス ● 流産 ● 妊娠高血圧症候群 ● 羊水過多症 ● 早産	● 先天奇形 ● 巨大児・HFD（heavy-for-dates）児 ● 子宮内胎児死亡 ● 新生児の低血糖，高ビリルビン血症，低カルシウム血症，多血症，呼吸障害

文献4より引用

妊娠糖尿病の定義と診断基準

定義	妊娠中に初めて発見または発症した糖尿病に至っていない糖代謝異常
診断基準	75gOGTT（経口糖負荷試験）において次の基準の1点以上を満たした場合に診断する ①空腹時血糖値　≧92mg/dL ②1時間値　≧180mg/dL ③2時間値　≧153mg/dL

文献4より引用

❖ 糖尿病とは

糖尿病の検査と診断

糖尿病は症状が乏しいので，診断やコントロール状態の把握のため，検査値を読み解くことが重要です．

 糖尿病の検査項目

検査の目的

○…検査目的に用いる
△…参考程度に用いる

検査項目	検査目的			
	糖尿病の診断	糖尿病の分類	コントロール状態の把握	合併症の把握
Glu（血漿血糖）	○		○	
Glu（全血血糖）			○	
尿糖			○	
HbA1c	○		○	
グリコアルブミン，1,5-AG			○	
IRI（血中インスリン）		△	△	
CPR（血中・尿中Cペプチド）		○	△	
膵島関連自己抗体		○		
血中・尿中ケトン体		△	○	○
尿蛋白，尿中アルブミン				○
75gOGTT（経口糖負荷試験）	○	△		
グルカゴン負荷試験		○		
眼底検査				○
神経学的検査				○
動脈硬化検査				○

一般臨床検査

項目	概要	基準値
Glu（グルコース，血糖値）	血液中のブドウ糖濃度．血漿血糖（静脈採血）と全血血糖（簡易血糖測定器など）がある	空腹時70〜109mg/dL
尿糖	個人差があるが，血糖値≧160〜180mg/dL程度になると尿糖が出現する．隠れていた高血糖を見つけることができる	（−）
HbA1c（ヘモグロビンエーワンシー）	ヘモグロビン蛋白と糖の結合割合．直近約2カ月間の血糖コントロール状態を反映する	4.6〜6.2%
グリコアルブミン	アルブミン蛋白と糖の結合割合．直近約1カ月間の血糖コントロール状態を反映する	12.4〜16.3%

注意！ ◎HbA1cのNGSP値

- HbA1cの値はかつて測定方法により異なっていた．わが国では日本糖尿病学会による標準値（JDS値）を用いていたが，2012年に国際標準値（NGSP値）に統一された．
- 2012年以降の出版物などで単にHbA1cとあるものはNGSP値だが，それ以前のものと比較するときには注意が必要（JDS値はNGSP値より0.3〜0.5%低い）．

項目	概要	基準値
1,5-AG（1,5-アンヒドログルシトール）	尿糖がどれだけ出ていたかの指標．比較的コントロールのよい症例の血糖値の変動を鋭敏に（直近2週間以内の状態も）反映する	男：14.9～44.7μg/mL 女：12.4～28.8μg/mL （高血糖であるほど低値）
IRI（血中インスリン）	インスリン分泌状態を反映する．外因性インスリンの測定もできる	1.8～11.3μU/mL（血糖値による）
CPR（血中・尿中Cペプチド）	生体のインスリン生合成による産物．インスリンの分泌状態を反映する	血：0.61～2.09ng/mL 尿：29.2～167μg/日
膵島関連自己抗体（インスリン抗体，抗GAD抗体，IA-2抗体）	自己免疫性1型糖尿病の診断に用いる．インスリン抗体は外因性インスリンに対する抗体として形成されることもある	インスリン：0.4U/mL未満 抗GAD：5U/mL未満 IA-2：0.4U/mL未満
血中・尿中ケトン体	糖の利用障害などの際に上昇する．インスリン作用不足を示唆するが，飢餓や熱性疾患などでも上昇する	血：0～74μmol/L （3-ヒドロキシ酪酸） 尿：（－）
尿蛋白，尿中アルブミン	糖尿病腎症の診断，進行度分類に使用する	尿定性：（－） アルブミン：0～30mg/日 0～30mg/gCr

負荷試験

75gOGTT（経口糖負荷試験）

- 75g相当のブドウ糖を飲用し，血糖値やインスリンの変化を測定する．
- 糖尿病や境界型の診断，治療方針の決定に非常に重要．

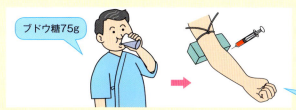

ブドウ糖75g

- 空腹時基準値：110mg/dL未満
- 負荷後2時間基準値：140mg/dL未満

グルカゴン負荷試験

- グルカゴンを静脈注射し，血中Cペプチド値の変化を測定する．
- インスリン依存状態（1型糖尿病など）を診断するのに有用．
- 負荷後Cペプチド≦1.0ng/mLまたは，Cペプチド増加量≦0.5ng/mLなら，インスリン依存性の可能性が高い．

糖尿病合併症の検査

眼底検査	眼底写真，精密眼底検査
神経学的検査	アキレス腱反射，フィラメントを用いた知覚検査，振動覚検査，神経伝導速度，自律神経検査（CVR-R）など
動脈硬化検査	ドプラ血流計（ABI，PWV），頸動脈超音波，負荷心電図など

血糖自己測定（SMBG）

メリット

- 血糖値を記録し，医師が治療の参考にできる．
- 患者の糖尿病への理解を深めることができる．
- 低血糖がわかる．
- カーボカウント法など患者の治療参加に役立つ．

注意！

- 血漿血糖との誤差があり，診断には使わない．
- 血液量，温度，湿気，手の汚れなどで数値が不正確になることがある．
- 自己注射を行っている患者や一部の妊婦に保険適用があるが，それ以外は自費（2017年1月現在）．

❖ 糖尿病とは

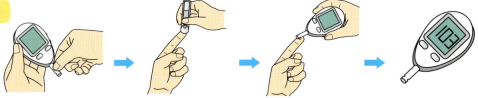

① 試験紙（チップ）を測定器にセットする（内蔵型のものもある）.
② 穿刺器具を使用し，血液を出す.
③ 血液を吸引して試験紙につける.
④ 測定が始まり，測定値が表示される.

糖尿病の臨床診断の流れ

● 慢性の高血糖を証明するため，血糖値2点または血糖値とHbA1cの2点で「糖尿病型」を証明します．HbA1cのみでは診断しません．健診などで診断できない場合は，75gOGTTを施行します．

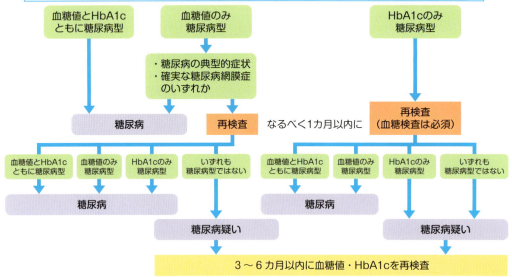

文献2より引用，一部改変

75gOGTTが推奨される場合

強く推奨される場合（現在糖尿病の疑いが否定できないグループ）
- 空腹時血糖値が110〜125mg/dLのもの
- 随時血糖値が140〜199mg/dLのもの
- HbA1cが6.0〜6.4%のもの

行うことが望ましい場合（糖尿病でなくとも将来糖尿病の発症リスクが高いグループ：高血圧・脂質異常症・肥満など動脈硬化のリスクを持つものはとくに施行が望ましい）
- 空腹時血糖値が100〜109mg/dLのもの
- HbA1cが5.6〜5.9%のもの
- 上記を満たさなくても，濃厚な糖尿病の家族歴や肥満が存在するもの

MEMO 境界型

- 75gOGTTにおいて，正常型にも糖尿病型にも入らないものを境界型といい，将来の糖尿病の発症リスクが高い．
- 加えて負荷後2時間血糖値が高い②③の群（IGT）では，正常型に比べ心血管のリスクが上がることがわかっている．
- 正常型からIGT，IGTから糖尿病への移行率は，食事指導・運動指導の介入で減らすことができる．

IFG…空腹時血糖異常
IGT…耐糖能異常

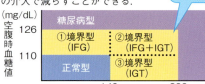

糖尿病の合併症

高血糖に感染，脱水，外傷などの外的因子が引き金となって重症の代謝失調に陥り昏睡に至ることがあるほか，インスリンの作用不足がさまざまな血管合併症の発症，進行に拍車をかけます．詳細は第2章（p.23～）参照．

糖尿病の急性合併症

高血糖による昏睡	◎ 糖尿病ケトアシドーシス（DKA） ◎ 高血糖高浸透圧症候群（HHS） ● 治療は十分な輸液，栄養とインスリンの補給である ● 清涼飲料水の多飲によるDKAをソフトドリンクケトーシス，ペットボトル症候群と呼ぶことがある ● 著しい高血糖下でもバランスのとれている例や，300mg/dL以下でもケトアシドーシスに陥る例もある．血糖値が高いから重症代謝失調，高くないから大丈夫，という判断をしない
低血糖	● 薬物治療中は，食事摂取量の低下やインスリン吸収の増加などで低血糖を起こすことがあり，注意を要する ● 低血糖は慢性合併症も進行させることがわかっている

低血糖の要因とメカニズム

要因	メカニズム
食事	摂取量の低下，摂取時間の遅れ，吸収の低下，嘔吐
エネルギー消費の増大	運動後6～15時間後，夜間も発生
インスリン感受性の改善	糖毒性の解除，感染症や手術侵襲からの回復，肥満の解消
インスリン吸収の増加	注射部位の問題，皮膚温上昇
インスリン作用の遷延化	腎不全，インスリン抗体症
拮抗ホルモンの反応低下	下垂体機能不全，繰り返す低血糖

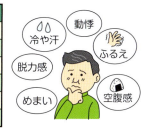

糖尿病の慢性合併症

糖尿病に特有の合併症 （細小血管障害，3大合併症）	● 糖尿病網膜症 ● 糖尿病腎症 ● 糖尿病神経障害（感覚神経，運動神経，自律神経）
糖尿病に特有でない合併症	● 動脈硬化性疾患（大血管障害） ・脳血管障害 ・虚血性心疾患 ・末梢動脈性疾患（PAD） ● 感染症 ● 歯周病 ● 認知症 ● 骨粗鬆症 ● がん

糖尿病足病変

● 靴ずれ，熱傷などを契機に組織が壊死，潰瘍化する．
● 糖尿病神経障害に伴う感覚障害，足変形，末梢循環障害に，大血管障害，感染症治癒遅延などが加わって起こる，糖尿病合併症の「集大成」ともいえる病態．
● 切断に至ると著しく生活の質（QOL）を害する．

❖ 糖尿病とは

糖尿病の治療

一口に糖尿病といっても患者像は多様です．一律に摂取エネルギー量を制限したり運動を増やしたりするのではなく，個々の患者の病態や背景を理解して治療を進めます．

糖尿病治療の目標

Point!
- 血糖のみならず体重，血圧，脂質を良好に維持することで細小血管障害（網膜症，腎症，神経障害）および大血管障害（虚血性心疾患，脳血管障害，末梢動脈性疾患）の発症，進展を阻止し，健康な人と変わらない日常生活の質（QOL）を維持し，健康な人と変わらない寿命を確保することにあります．

目標達成のために

Point!
- 患者自身の疾患の理解と治療参加が欠かせません．
- 医師のみならず，看護師，管理栄養士，理学療法士，薬剤師，歯科衛生士，ソーシャルワーカーなどのチーム医療が求められます．

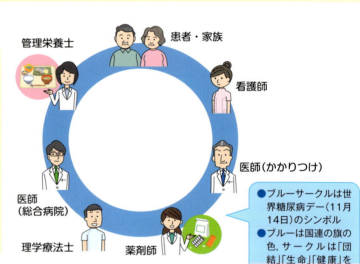

- ブルーサークルは世界糖尿病デー（11月14日）のシンボル
- ブルーは国連の旗の色，サークルは「団結」「生命」「健康」を意味する

血糖コントロール目標値

Point!
- 日本糖尿病学会では，糖尿病合併症を予防するための目標値をHbA1c 7％未満とし，治療目標は患者背景を基に個別に設定するとしました（2013年）．
- 65歳以上の高齢者は低血糖のリスクが高いため，認知機能やADLに応じた別の治療目標を設定しています（2016年）．

血糖コントロール目標
（65歳以上の高齢者については「高齢者糖尿病の血糖コントロール目標」を参照）

目標	血糖正常化を目指す際の目標 注1)	合併症予防のための目標 注2)	治療強化が困難な際の目標 注3)
	コントロール目標値 注4)		
HbA1c(%)	6.0未満	7.0未満	8.0未満

治療目標は年齢，罹病期間，臓器障害，低血糖の危険性，サポート体制などを考慮して個別に設定する．

注1）適切な食事療法や運動療法だけで達成可能な場合，または薬物療法中でも低血糖などの副作用なく達成可能な場合の目標とする．
注2）合併症予防の観点からHbA1cの目標値を7％未満とする．対応する血糖値としては，空腹時血糖値130mg/dL未満，食後2時間血糖値180mg/dL未満をおおよその目安とする．
注3）低血糖などの副作用，その他の理由で治療の強化が難しい場合の目標とする．
注4）いずれも成人に対しての目標値であり，また妊娠例は除くものとする．

日本糖尿病学会編・著．糖尿病治療ガイド2016-2017．文光堂，2016，27．より転載

高齢者糖尿病の血糖コントロール目標

患者の特徴・健康状態 注1)		カテゴリーⅠ ①認知機能正常 かつ ②ADL自立		カテゴリーⅡ ①軽度認知障害〜軽度認知症 または ②手段的ADL低下，基本的ADL自立	カテゴリーⅢ ①中等度以上の認知症 または ②基本的ADL低下 または ③多くの併存疾患や機能障害
重症低血糖が危惧される薬剤（インスリン製剤，SU薬，グリニド薬など）の使用	なし 注2)	7.0%未満		7.0%未満	8.0%未満
	あり 注3)	65歳以上 75歳未満 7.5%未満 （下限6.5%）	75歳以上 8.0%未満 （下限7.0%）	8.0%未満 （下限7.0%）	8.5%未満 （下限7.5%）

治療目標は，年齢，罹病期間，低血糖の危険性，サポート体制などに加え，高齢者では認知機能や基本的ADL，手段的ADL，併存疾患なども考慮して個別に設定する．ただし，加齢に伴って重症低血糖の危険性が高くなることに十分注意する．

注1) 認知機能や基本的ADL（着衣，移動，入浴，トイレの使用など），手段的ADL（IADL：買い物，食事の準備，服薬管理，金銭管理など）の評価に関しては，日本老年医学会のホームページ（http://www.jpn-geriat-soc.or.jp/）を参照する．エンドオブライフの状態では，著しい高血糖を防止し，それに伴う脱水や急性合併症を予防する治療を優先する．
注2) 高齢者糖尿病においても，合併症予防のための目標は7.0%未満である．ただし，適切な食事療法や運動療法だけで達成可能な場合，または薬物療法の副作用なく達成可能な場合の目標を6.0%未満，治療の強化が難しい場合の目標を8.0%未満とする．下限を設けない．カテゴリーⅢに該当する状態で，多剤併用による有害作用が懸念される場合や，重篤な併存疾患を有し，社会的サポートが乏しい場合などには，8.5%未満を目標とすることも許容される．
注3) 糖尿病罹病期間も考慮し，合併症発症・進展阻止が優先される場合には，重症低血糖を予防する対策を講じつつ，個々の高齢者ごとに個別の目標や下限を設定してもよい．65歳未満からこれらの薬剤を用いて治療中であり，かつ血糖コントロール状態が図の目標や下限を下回る場合には，基本的に現状を維持するが，重症低血糖に十分注意する．グリニド薬は，種類・使用量・血糖値などを勘案し，重症低血糖が危惧されない薬剤に分類される場合もある．

【重要な注意事項】糖尿病治療薬の使用にあたっては，日本老年医学会編「高齢者の安全な薬物療法ガイドライン」を参照すること．薬剤使用時には多剤併用を避け，副作用の出現に十分に注意する．

高齢者糖尿病の治療向上のための日本糖尿病学会と日本老年医学会の合同委員会
日本糖尿病学会編・著．糖尿病治療ガイド2016-2017．文光堂，2016，98．より転載

糖尿病治療の基本（進行合併症のない場合）

	1型糖尿病	2型糖尿病	妊娠糖尿病 2型糖尿病合併妊娠
治療の基本	不足しているインスリンを補う	肥満，血圧，脂質など総合的に管理する	短期集中，厳格に 肥満，血圧など総合的に管理する
食事療法	基本的に必要ない	きわめて重要	母児の栄養管理 きわめて重要
運動療法	治療に不可欠ではない	きわめて重要	肥満，血糖抑制に重要 妊娠週数などに応じて対応
薬物療法	強化インスリン療法（インスリン頻回注射，持続皮下インスリン療法）が必須	必要に応じ経口糖尿病薬，インスリン療法，インクレチン療法	必要に応じインスリン療法
患者教育（自己管理能力の獲得）	高度なインスリン療法の習得 低血糖，シックデイなどの対策	生活習慣の是正 薬物などの特徴 合併症の予防，早期発見	妊娠中の母児の健康 産後の母体の耐糖能

◆ 糖尿病とは

1型糖尿病の治療

Point!
- 健常者のインスリン分泌パターンを再現するために強化インスリン療法（インスリン頻回注射，持続皮下インスリン療法）を行います（インスリン療法の詳細は第5章〈p.91〜97〉参照）．

インスリン頻回注射

- 持効型溶解インスリン（効果が長く続く）
- 超速効型インスリン（効果がすぐに現れ短時間でなくなる）
- 健常者のインスリン分泌

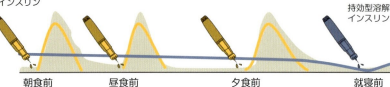

超速効型インスリン　　　　　　　　　持効型溶解インスリン

朝食前　　昼食前　　夕食前　　就寝前

持続皮下インスリン療法（CSII）

- 超速効型インスリン（インスリンポンプによって皮下に持続的にインスリンを注入する）

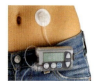

日本メドトロニック株式会社

朝食前　　昼食前　　夕食前　　未明

 これも覚えておこう！　　**1型糖尿病の血糖コントロールを困難にするもの**

◎暁（あかつき）現象，ソモジー効果
- 生体はインスリン（血糖降下作用）とインスリン拮抗ホルモン（血糖上昇作用）との絶妙なバランスで血糖値を一定に保つ．
- 1型糖尿病患者では，インスリンがほとんど外因性（投与されたもの）のため拮抗ホルモンとのバランスが崩れ，暁現象やソモジー効果がみられ，コントロールを困難にしていることが多い．

暁現象
未明から午前にかけて（＝暁），血糖値が上昇すること

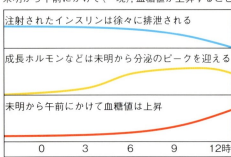

注射されたインスリンは徐々に排泄される
成長ホルモンなどは未明から分泌のピークを迎える
未明から午前にかけて血糖値は上昇

ソモジー効果
低血糖の後，反動的に高血糖となること

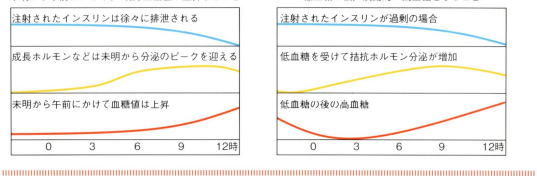

注射されたインスリンが過剰の場合
低血糖を受けて拮抗ホルモン分泌が増加
低血糖の後の高血糖

1型糖尿病の治療の進歩

カーボカウント法（応用カーボカウント）

- 毎回の食事の糖質量と，そのときの血糖値に応じて注射するインスリン量を決定する（第3章〈p.64～69〉参照）．
- 食後すぐの血糖上昇はほとんどが糖質によって起こることを利用した方法．
- インスリンに食事量を合わせるのではなく，食事にインスリン量を合わせることで食事，間食の自由度が上がる．

持続グルコース測定（CGM）

- 皮膚から挿入した電極で皮下組織のブドウ糖濃度を持続的に測定する．
- 睡眠中など隠れていた高血糖や低血糖を発見するのにきわめて有用．

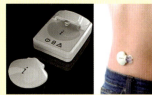

iPro 2　日本メドトロニック株式会社

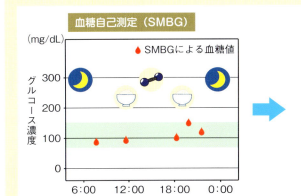

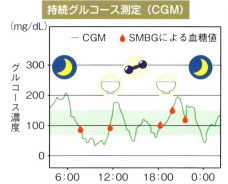

SAP（sensor augmented pump）

- 持続皮下インスリン療法（CSII）の機器（インスリンポンプ）に，持続グルコース測定（CGM）の信号を受信する機能を持たせ，リアルタイムで自分の血糖値とその傾向（上昇，下降）を把握することができる．

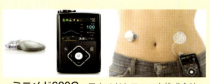

ミニメド620G　日本メドトロニック株式会社

持続皮下インスリン療法（CSII）の進化
プログラム式基礎注入
↓
カーボカウント計算機能付き

持続グルコース測定（CGM）の進化
医療機関向けCGM（振り返り型）
↓
個人向けCGM（リアルタイム型）

↓

個人向け，リアルタイムCGMの機能を有したインスリンポンプ機器（SAP）への進化

◆ 糖尿病とは

2型糖尿病の治療

> **Point!**
> ● 基本は食事療法，運動療法を中心にした生活習慣の改善です．治療目標が達成できないときに薬物（内服薬，注射薬）を加えていきます．
> ● 緊急的に血糖値を下げるべきかどうか，生活習慣の乱れがないか，つねに振り返りが必要となります．

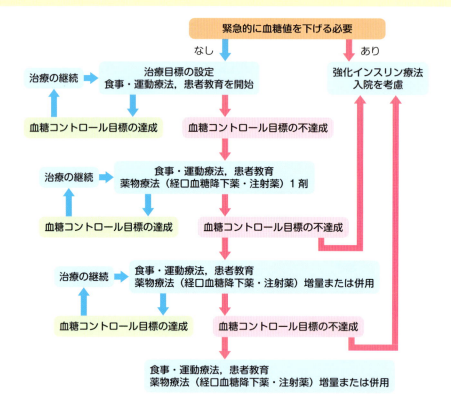

文献5を参考に作成

詳細は第3・4・5章を参照

食事療法	● 2型糖尿病治療の根幹．適正なエネルギーを適正なバランスで摂取すること ● 脂肪，菓子，果物の摂り過ぎ，アルコールがしばしば問題になる
運動療法	● インスリン抵抗性を改善するなど種々の効果が期待できる ● 有酸素運動，レジスタンス（筋力強化）運動を組み合わせる ● 網膜症や腎症，心血管系合併症を有する例では運動強度に注意が必要
薬物療法	● 糖尿病における各種病態をターゲットにインスリン分泌促進系，インスリン抵抗性改善系，糖吸収・排泄調節系の経口糖尿病薬，GLP-1受容体作動薬，インスリン製剤の注射薬が使われている．患者の病態に応じてこれらを組み合わせる

糖尿病とは

Point!

- 食事療法と運動療法は車の両輪．どちらが欠けてもバランスが悪い．まして車輪のない車にガソリン（薬物療法）を入れても走らない．

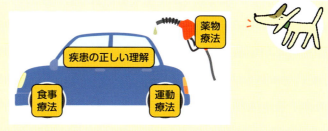

高血圧症，脂質異常症などの治療

Point!

- 高血圧症，脂質異常症は細小血管障害，大血管障害の増悪因子です．
- これらを合併する例では減塩などの生活指導に適宜薬物を用い，厳格に管理します．

糖尿病における血圧，脂質の管理目標値

血圧	130/80mmHg未満
脂質	LDL-コレステロール 120mg/dL未満 HDL-コレステロール 40mg/dL以上 中性脂肪 150mg/dL未満

糖代謝異常における妊娠の管理

Point!

- 先天異常，糖尿病合併症を防ぐため，妊娠の許容条件のもと，計画妊娠を指導します．
- 妊娠中の薬物療法にはインスリンを用います．
- 胎児の合併症を防ぐため，妊娠中は正常血糖値を目標にコントロールします．

妊娠の許容条件

- HbA1c 7.0%以下
- 糖尿病網膜症なし〜福田分類の良性網膜症に安定
- 糖尿病腎症第1期〜2期
- ※詳細は成書を参照

妊娠中の血糖コントロール目標

朝食前血糖値	70〜100mg/dL
食後2時間血糖値	120mg/dL未満
HbA1c	5.8%未満
グリコアルブミン	15.8%未満

MEMO　禁煙宣言

- 喫煙，受動喫煙は糖尿病において発症が増加する心血管疾患，がんの危険因子である．
- 喫煙は糖尿病そのものの発症を増加させる．
- 喫煙は糖尿病細小血管障害である腎や神経障害の増悪危険因子である．

→ これを受けて日本糖尿病学会は2016年秋「禁煙宣言」を行った．

◎宣言の要約
- 会員の非喫煙化
- 学会主催の学術集会会場敷地内を禁煙化
- 学会認定医療機関の敷地内禁煙化
- 糖尿病診療に携わるすべての医療従事者への禁煙の働きかけ
- すべての糖尿病患者への禁煙の働きかけ
- 喫煙の害や禁煙の方法などについての啓発活動の支援

糖尿病とは

引用・参考文献

1) 日本イーライリリー株式会社. Lilly Diabetes. 2型糖尿病について. https://www.diabetes.co.jp/diabetes/about2.aspx
2) 清野裕ほか. 糖尿病の分類と診断基準に関する委員会報告（国際標準化対応版）. 糖尿病. 55 (7), 2012, 485-504.
3) 厚生労働省. 平成24年国民健康・栄養調査報告. 結果の概要. 31-51.
4) 平松祐司ほか. 日本糖尿病・妊娠学会と日本糖尿病学会との合同委員会. 妊娠中の糖代謝異常と診断基準の統一化について. 糖尿病. 58 (10), 2015, 801-3.
5) 日本糖尿病学会編・著. 糖尿病治療ガイド2016-2017. 文光堂, 2016, 30.
6) 日本糖尿病学会編. 糖尿病専門医研修ガイドブック. 改訂第6版. 診断と治療社, 2014.
7) 河盛隆造. "糖の動態, 代謝". シミュレイション内科：糖尿病を探る. 永井書店, 2004, 3-10.
8) 今川彰久ほか. 1型糖尿病調査研究委員会報告―劇症1型糖尿病の新しい診断基準（2012）. 糖尿病. 55 (10), 2012, 815-20.
9) 田中昌一郎ほか. 緩徐進行1型糖尿病（SPIDDM）の診断基準（2012）―1型糖尿病調査研究委員会（緩徐進行1型糖尿病分科会）報告―. 糖尿病. 56 (8), 2013, 590-7.
10) 小尾口邦彦. 糖尿病性急性代謝失調. 治療. 96 (7), 2014, 1088-93.

第 2 章
糖尿病の合併症

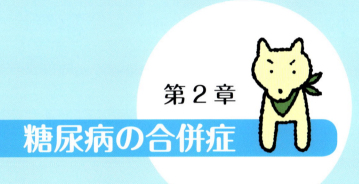

❖ 糖尿病の合併症

糖尿病急性合併症

急性合併症は主に代謝異常に基づく病態であり、糖尿病のいかなる時期にも発症する可能性があります．いずれも重症になると意識障害の原因となるので、早期に病態を把握して、適切な治療を開始する必要があります．

糖尿病急性合併症の種類と特徴

> 糖尿病が原因で起こり得る昏睡として、この他に乳酸アシドーシス（p.87）があります

高血糖による昏睡		低血糖による昏睡
糖尿病ケトアシドーシス（DKA）	高血糖高浸透圧症候群（HHS）	低血糖
●1型糖尿病患者に多い ●インスリンの絶対的欠乏により脂肪分解が進み、ケトン体が生成されケトーシスとなり、昏睡が起こる	●2型糖尿病の高齢者に多い ●感染や脱水が誘因となり著しい高血糖および高浸透圧をきたし、脳神経系の細胞内脱水が起こる	●インスリン、スルホニル尿素（SU）薬などを使用中の糖尿病患者 ●過剰な血糖降下作用などによって低血糖をきたし、自律・中枢神経症状が出現する
インスリンの絶対欠乏 → 1型糖尿病	感染や脱水 → 2型糖尿病	糖尿病治療薬の効きすぎなど → インスリン・SU薬使用

文献1を参考に作成

高血糖による昏睡

> DKAかHHSか、発症初期に的確に判断して適切な治療を行うことが大切です

糖尿病ケトアシドーシスと高血糖高浸透圧症候群の比較

		糖尿病ケトアシドーシス（DKA）	高血糖高浸透圧症候群（HHS）
病態		インスリンの極度欠乏によるケトアシドーシス	高度脱水に伴う血漿浸透圧上昇による細胞内脱水と循環不全
誘因		●1型糖尿病発症時 ●ストレス ●感染症 ●インスリン注射の中止や減量 ●清涼飲料水の多飲	●高度脱水 ●高カロリー輸液 ●感染症 ●下痢 ●薬剤（利尿薬、ステロイド） ●腎障害
発症年齢		若年者（1型糖尿病に多い）	高齢者（2型糖尿病に多い）
前駆症状		●激しい口渇、多飲、多尿 ●強い全身倦怠感 ●体重減少 ●消化器症状（悪心、嘔吐、腹痛）	●倦怠感 ●頭痛 ●消化器症状（悪心、嘔吐、腹痛） ただし、特異的なものに乏しい
身体所見	脱水／呼気アセトン臭	（＋＋＋）／（＋）	（＋＋＋）／（−）
	呼吸	過呼吸・クスマウル大呼吸	ほぼ正常
	血圧／脈拍	低下／頻脈・微弱	低下／頻脈・循環虚脱
	神経学的所見	はっきりしない	けいれん・振戦など
検査所見など	血糖	中〜高度上昇（250〜1,000mg/dL）	高度に上昇（600〜1,500mg/dL）
	尿中ケトン	（＋）〜（＋＋＋）強陽性	（−）〜（＋）
	血中ケトン	高度上昇	正常〜わずかに上昇
	血液ガス	pH：7.3未満（アシドーシス） HCO_3^-：10mEq/L以下	pH：7.3〜7.4 HCO_3^-：16mEq/L以上
	浸透圧	軽度上昇（正常〜330mOsm/L）	著明に上昇（350mOsm/L）
	Na	軽度低下（130mEq/L未満が多い．主に浸透圧利尿によりNa排泄が増加するため）	上昇（140mEq/L以上）
	BUN	増加	著明に増加
	遊離脂肪酸	高値	ほぼ正常（ときに低値）
	注意すべき合併症（治療経過中に起こり得るもの）	●脳浮腫 ●低血糖 ●低K血症 ●心不全 ●肺水腫 ●DIC ●腎不全	●横紋筋融解症 ●血栓塞栓症・DIC ●心不全 ●脳浮腫 ●腎不全

文献2を参考に作成

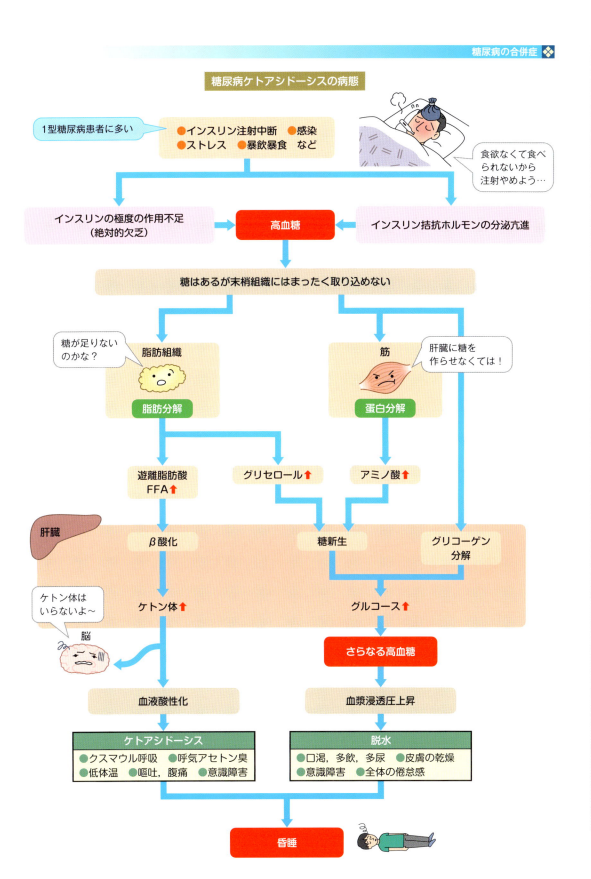

❖ 糖尿病の合併症

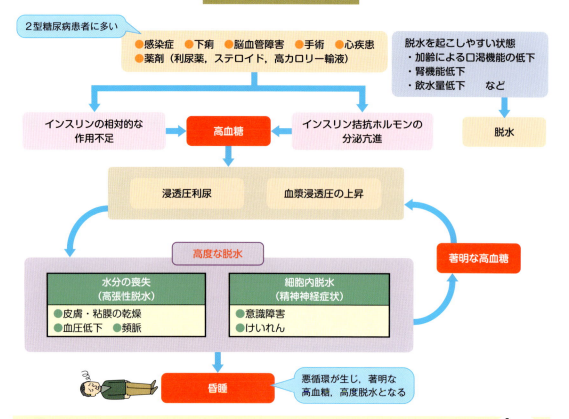

Point!
- 発症・再発予防には，シックデイ時の対応など患者教育が重要となります（第6章〈p.109〉参照）．

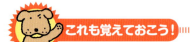

DKAとHHSの治療の基本

- 生理食塩液（0.9％塩化ナトリウム〈NaCl〉水溶液．脱水・高浸透圧の程度によっては0.45％NaCl）による補液
- 速効型インスリン製剤の静脈内持続注入（0.1U/kg/時）
- ナトリウム（Na）やカリウム（K）などの電解質補正

＋

- 誘因の同定・除去
- 1～2時間ごとに血糖値や電解質，バイタルサインや尿量を頻回にモニタリングしながら，治療への反応を評価

低血糖

低血糖の症状

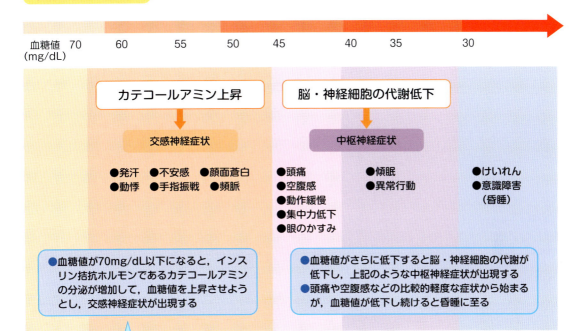

文献3を参考に作成

Point!
- 糖尿病の薬物療法中に最も高頻度にみられる急性合併症は低血糖です．
- 臨床的には，血糖値が70mg/dL以下とすることが多いです．
- 低血糖を発症すると，ブドウ糖をエネルギー源としている脳細胞はエネルギー不足となり，神経症状が出現します．
- 低血糖は脳に不可逆的な障害を残し得るため，迅速な対応が必要となります．
- 普段の血糖値がかなり高い人では，急激な血糖値の低下に伴い，70mg/dLより高い値でも低血糖症状を示すことがあります．

これも覚えておこう！ 予兆なしに突然起こる無自覚性低血糖

- 低血糖を繰り返している場合（とくに1型糖尿病），糖尿病神経障害を強く認める場合，高齢者，糖尿病罹患期間が長い場合などでは，交感神経症状を伴わず，中枢神経症状が出現します．
- 患者自身も家族も低血糖の初期症状に気がつかないため，急に意識障害に陥る危険性があります．
- 適切な低血糖の対処方法の指導が大切となります（第6章〈p.107～108〉参照）．

◆ 糖尿病の合併症

低血糖の原因・誘因

糖尿病治療薬による影響	●経口血糖降下薬やインスリン注射の過剰投与
食事による影響	●食事摂取量が少ない ●食事時間の遅れ ●食事（糖質）の量の減少
活動による影響	●空腹時の運動 ●いつもより仕事・運動量が多い ●長時間運動後の夜間 ●入浴
インスリン抵抗性の改善	●肥満の改善 ●ストレスの改善 ●感染症の改善 ●ステロイド薬の減量 ●分娩後 ●月経周期の影響
その他	●飲酒による肝臓の糖新生抑制 ●シックデイ時の食思不振 ●消化器症状 ●低血糖をきたす可能性のある薬剤の併用 ●腎機能低下によるインスリン分解の低下

低血糖の治療

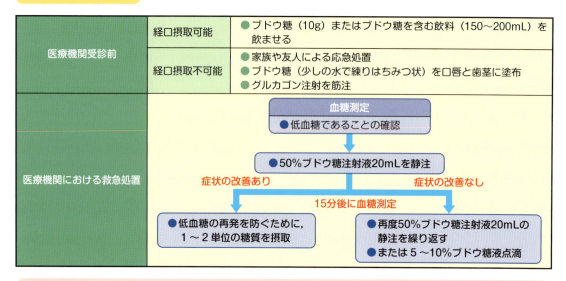

注意！

◎α-グルコシダーゼ阻害薬（p.89）を服用中の患者の低血糖では，砂糖（ショ糖）などの二糖類では吸収が遅れるため，必ずブドウ糖を摂取させます（第6章〈p.107〉参照）．

細小血管障害と大血管障害

高血糖の持続や代謝異常により，全身にゆっくりと進行する糖尿病慢性合併症が起こりやすくなります．糖尿病に特有の細小血管の障害と，特有ではありませんが動脈硬化と関連した大血管障害を引き起こします．

糖尿病慢性合併症の種類

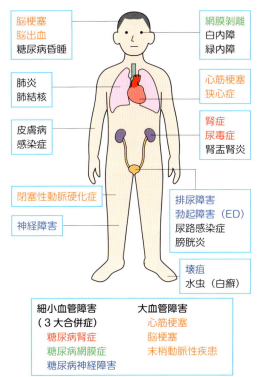

分類	合併症
細小血管障害 （3大合併症）	● 糖尿病網膜症（p.32） ● 糖尿病腎症（p.36） ● 糖尿病神経障害（p.43）
大血管障害 （動脈硬化症）	● 虚血性心疾患（p.30, 48） ● 脳血管障害（p.30, 48） ● 末梢動脈性疾患（PAD）（p.30） ● 糖尿病壊疽（神経障害も関与）
糖尿病に高頻度な その他の合併症	● 糖尿病白内障 ● 糖尿病足病変（p.45） ● 慢性感染症（尿路感染・皮膚） ● 骨粗鬆症 ● 認知症（p.49） ● 歯周疾患（p.49）

Point!
- 糖尿病慢性合併症は，長期にわたり持続する高血糖や食後高血糖，脂質異常症を含む代謝異常と，高血圧などの血管障害因子によって起こる全身の血管を中心とした組織の変性・機能の喪失です．
- 全身のあらゆる臓器に起こり得るもので細小血管障害と大血管障害とに大別されます．

細小血管障害と大血管障害の発症時期

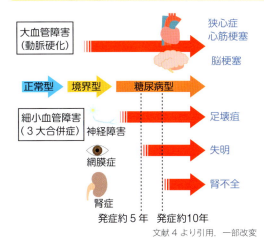

文献4より引用，一部改変

Point!
- 糖尿病慢性合併症はゆっくりと潜在的に進行するため軽視されがちで，症状が出たころには進行していることがあります．
- 発症危険度は血糖コントロールの程度と罹患年数に依存します．
- 合併症が重症化すると，生活の質（QOL）が著しく低下し，生命にかかわるような重篤な状況になる場合もあります．
- 合併症の発症・進展を可能な限り防止できるよう，そしてその人らしく生活できるよう，療養支援をすることが必要です．

❖ 糖尿病の合併症

細小血管障害

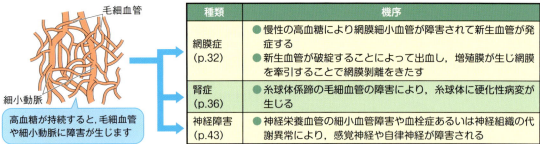

高血糖が持続すると，毛細血管や細小動脈に障害が生じます

種類	機序
網膜症 (p.32)	● 慢性の高血糖により網膜細小血管が障害されて新生血管が発症する ● 新生血管が破綻することによって出血し，増殖膜が生じ網膜を牽引することで網膜剥離をきたす
腎症 (p.36)	● 糸球体係蹄の毛細血管の障害により，糸球体に硬化性病変が生じる
神経障害 (p.43)	● 神経栄養血管の細小血管障害や血栓症あるいは神経組織の代謝異常により，感覚神経や自律神経が障害される

Point!

- 高血糖の状態が長期間にわたって続くと，細い血管の内腔が細くなったり，小さい瘤（こぶ）のような変化をきたしたり，また血管壁に特殊な物質が沈着したりして，細い血管の変化が起こります．
- 血管が細ければ細いほど，高血糖による障害を受けやすいので，体内でもとくに細い血管である眼，腎臓，神経に合併症が出現しやすいと考えられています．
- 細小血管障害を重症化させないためには，①血糖コントロールを行って合併症を予防すること，②合併症を早期発見し早期治療を行うことが重要となります．

大血管障害（動脈硬化性疾患）

動脈硬化性疾患と糖尿病の関連

高血糖に伴い，動脈硬化病変は進行します．血管が閉塞すると大血管障害を発症します

正常な血管 → 非閉塞性動脈硬化 → プラーク形成を伴う閉塞性動脈硬化

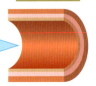
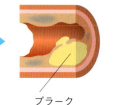

内膜中膜複合体の肥厚，血管壁の石灰化など

プラーク

種類	機序	特徴	非糖尿病患者と比較した頻度
虚血性心疾患	● 冠動脈の硬化により狭心症，心筋梗塞が起こる	● 糖尿病神経障害の強い患者では，心筋虚血があっても20〜30％は胸痛を訴えない（無症候性心筋虚血）傾向がある	約3〜5倍
脳血管障害	● 脳血管の硬化により脳梗塞が起こる	● アテローム血栓性の脳梗塞に関係しており，多発例が多い ● 症状を認めずに，CTやMRIにより多発性の病巣が明らかになる場合も多い	約2〜3倍
末梢動脈性疾患（PAD）	● 下肢の動脈硬化により虚血性病変を生じる	● 糖尿病ではPADが多い（10〜15％の頻度で合併） ● 下肢の冷感・しびれ，間欠性跛行などが起こり，重症例では安静時疼痛，下肢末端部の皮膚潰瘍・壊死を生じる	約4倍

糖尿病の合併症

Point!
- 動脈硬化性疾患は，糖尿病患者の主要な死亡原因であり，とくに虚血性心疾患や脳血管障害の比重が大きく，女性の発症率が男性と近似することが特徴です．
- 動脈硬化は加齢現象ですが，糖尿病・耐糖能異常自体が危険因子となり，脂質異常症（高脂血症），高血圧，肥満（とくに内臓脂肪），喫煙，加齢など他の危険因子と絡み合って，発症・進展します．危険因子の数が増えると，大血管障害のリスクが相乗的に増加します．
- 糖尿病では，一般的な動脈硬化性病変であるプラーク形成による閉塞性病変に加え，びまん性の血管壁の硬化による非閉塞性病変も進行しやすくなります．動脈硬化の進行，プラークの破綻によって大血管障害を発症します．

これも覚えておこう！｜空腹時だけでなく食後血糖のコントロールも大切

- 動脈硬化は境界型の段階から発症することがわかっており，とくに食後高血糖（耐糖能異常〈IGT〉）が心血管疾患と関連するといわれています．
- 最近では，HbA1cの値が低くても日内血糖変動が大きいと，大血管障害が発症・進展しやすいことが知られており，食後の血糖上昇を抑え，血管へのダメージを小さくすることが大切となります．

動脈硬化性疾患の代表的な検査

Point!
- 動脈硬化の危険因子の是正とともに，定期的に検査を行うことで，血管（動脈）の詰まり具合や血管の硬さやしなやかさを知り，動脈硬化を早期に発見し，大血管障害に至る前に治療を行うことが可能になります．

疾患	代表的な検査
虚血性心疾患	● 定期的な心電図検査　● 負荷心電図
脳血管障害	● CT検査　● MRI検査　● 頸動脈雑音の聴取 ● 頸動脈超音波検査によるIMT（内膜中膜複合体厚）測定およびプラークの有無確認 ● 脳血流シンチグラフィ
末梢動脈性疾患（PAD）	● 大腿動脈・膝窩動脈・後脛骨動脈・足背動脈の触診 ● 腹部・頸動脈の雑音の聴取 ● 血管超音波による血管石灰化の有無 ● 大動脈波伝播速度（PWV） ● 足関節上腕血圧比（ABI）　● 皮膚灌流圧（SPP） ● 血管造影（3D-CTアンギオグラフィ，MRアンギオグラフィ）

動脈硬化患者への療養支援

生活習慣の修正項目

Point!
- 肥満，過食，運動不足の是正や禁煙指導，体重管理，血圧・血糖や脂質の集学的管理が重要となります．

食事療法	● 高血圧患者：減塩（6g/日未満），野菜・果物の積極的摂取 ● 脂質異常症患者：肥満の是正とともに高脂肪食（コレステロールや飽和脂肪酸の摂取）・間食を控える，食物繊維を増やす
減量	● BMIが25未満　BMI＝体重（kg）÷身長（m）²
血圧コントロール	● 食事療法・薬物療法・運動療法 ● 降圧目標：130/80mmHg未満 ● 自宅での血圧測定による血圧日内変動の測定
脂質コントロール	● 食事療法・薬物療法 ● 『動脈硬化性疾患予防ガイドライン2017年版』の「リスク区分別脂質管理目標値」参照
運動	● 心血管病のない高血圧患者が対象 ● 有酸素運動を中心に定期的に（毎日30分以上をも目標に）運動を行う
節酒	● エタノールで男性20～30mL/日以下，女性10～20mL/日以下
禁煙指導	● 喫煙は血糖上昇やインスリン抵抗性の増大，脳・心血管疾患のリスク大．受動（間接）喫煙の影響も大きい ● 高血圧症や脂質異常症など多くの危険因子を有する糖尿病患者では厳格に禁煙指導をする

文献5，6を参考に作成

◆ 糖尿病の合併症

糖尿病網膜症

慢性の高血糖による代謝異常により，目の奥の膜「網膜」の血管に障害が起き，出血や浮腫，血管の増殖（新生血管）などが発生した状態が糖尿病網膜症です．糖尿病網膜症は進行すると高度な視力障害が起こり，わが国の視覚障害において原因の約2割を占め，重症化して失明をきたす例は，最近では年間約3,000人とされています．

網膜とは

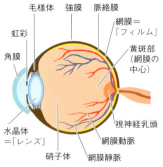

眼球の断面

Point!
- 網膜とは，眼球の奥の内側に張り付いている膜で，カメラに例えるとフィルムの部分にあたります．
- 網膜は1つひとつのものを見る細胞（視細胞）が集まって膜状の組織となっており，それらを栄養している血管が網目のように張り巡らされています．
- このように血管がむき出しになっているため，血管異常の影響を受けやすい組織となっています．

眼のつくりはカメラに似ています！

糖尿病網膜症の進行

持続性高血糖による網膜の変化

❶
- 酸化ストレスの亢進
- AGEsの蓄積
- プロテインキナーゼC（PKC）の活性化
- レニン・アンジオテンシン系の活性化
- ポリオール代謝経路の亢進

❷
血管内皮細胞－白血球相互作用の活性化
↓↑
VEGFなどのサイトカイン発生上昇

→ 血管透過性亢進 → 毛細血管閉塞 → 黄斑浮腫 → 新生血管 → 硝子体出血 → 網膜剥離

	網膜症なし	単純網膜症	増殖前網膜症	増殖網膜症
病態	—	網膜の浮腫・出血	網膜の虚血	硝子体への血管新生
眼球断面図	水晶体／角膜／網膜／黄斑／硝子体／視神経	点状・斑状出血／硬性白斑／毛細血管瘤	増加　網膜内の細小血管異常／軟性白斑／新生血管ができ始める	増殖膜／網膜剥離／硝子体出血／新生血管が網膜，硝子体に伸びる
自覚症状	なし	病変が黄斑部に至らなければなし		・飛蚊症　・視野障害　・視力低下　・失明
おもな治療		血圧コントロール　血糖コントロール	光凝固療法	光凝固療法／硝子体手術
眼底検査	1年に1回	3～6カ月に1回	1～2カ月に1回	2週間～1カ月に1回

文献7より引用，一部改変

糖尿病の合併症

網膜症の病態
網膜症を発症する以前から血管や血液が変化します

① 高血糖が持続すると終末糖化産物（AGE）の増加，プロテインキナーゼC（PKC）経路およびレニン・アンジオテンシン系の活性化，炎症性サイトカインの合成亢進などが起こります．これらが誘因となり，網膜の毛細血管壁が障害されて血管が閉塞します．網膜内で血管から血液成分が漏れ出て網膜が浮腫を起こし，さらには網膜の虚血が起こります．

② 毛細血管が閉塞し虚血になった網膜から，血管内皮細胞増殖因子（VEGF）などの血管新生を誘引する物質が産生され，新生血管発生や黄斑浮腫増悪をきたします．

Point!
- 糖尿病網膜症は単純網膜症，増殖前網膜症，増殖網膜症という順に進行する不可逆性の網膜血管障害です．
- 初期の段階では，黄斑部に病変が生じない限り，見えにくさなどの自覚症状がないまま進行し，症状が出現したときには，すでに硝子体出血や牽引性網膜剥離（網膜がひっぱられることではがれる）など重症になっており，治療が困難となるケースが少なくありません．
- 糖尿病を罹患して，15年前後で網膜症を発症する場合が多いですが，血糖コントロールが不十分だと5〜10年で網膜症を発症します．

糖尿病網膜症の検査

Point!
- 糖尿病網膜症では，自覚症状が出現しにくいので，眼科医による定期的な精密眼底検査が不可欠です．進行したら，蛍光眼底造影検査などの精密検査を行います．

精密眼底検査	● 瞳孔を広げる薬（散瞳薬）を点眼して網膜（眼底）を細かく観察する検査 ● 散瞳によって瞳孔が開くため，まぶしさを感じたり，ピントが合わなくなってしまったりするため，散瞳薬の効果の続く4〜5時間は乗り物の運転を禁止するほか，歩行や作業には注意が必要であることをよく説明する
蛍光眼底造影検査	● 網膜血管の異常を正確に把握するために，蛍光眼底造影剤フルオレセインを静脈注射した後，眼底写真を撮影する血管造影検査 ● 網膜光凝固療法の適応やその範囲を決定するために必要な検査

増殖前糖尿病網膜症の検査

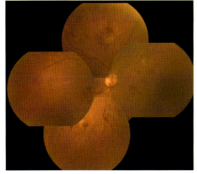
精密眼底検査

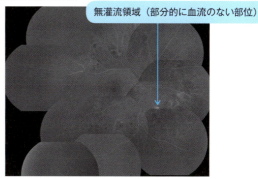
無灌流領域（部分的に血流のない部位）

蛍光眼底造影検査

写真提供：石﨑英介氏

◆ 糖尿病の合併症

病期ごとの眼底所見

網膜症病期	眼底所見
単純網膜症	● 高血糖によって，網膜に張りめぐらされた毛細血管が障害され，血管から血液が漏れて網膜出血（点状・斑状出血），漏出した血漿中の脂質成分が網膜に沈着し，硬性白斑として観察される ● 物を見る中心部（黄斑部）に網膜症が及ばない限り，自覚症状はない
増殖前網膜症	● 毛細血管の障害が進み，血管が閉塞し，網膜の神経細胞に酸素や栄養が行かなくなり（虚血状態），蛍光眼底造影で部分的に血流のない部位（無灌流領域）が認められる ● 神経のむくみ（軟性白斑）や静脈の拡張などが生じてくる ● 網膜が虚血による低酸素刺激によって，血管内皮細胞増殖因子（VEGF）が放出され，酸素を補うために異常な血管（新生血管）を作る準備が始まる ● この段階になっても，自覚症状はない
増殖網膜症	● 網膜から新生血管が眼内の硝子体中に発生してきて，眼の中に大きな出血（硝子体出血）が起こってくる ● さらに進行すると，増殖膜が網膜表面を覆い，網膜をひっぱって網膜剥離を起こす ● 新生血管が発生しても視力に影響はないが，硝子体出血や網膜剥離が起こると急に視力低下，病的飛蚊症，視野障害などの自覚症状が出現してくる

糖尿病網膜症の治療

Point!
● 糖尿病網膜症の発症や進行の予防には，血糖・血圧のコントロールが基本となります．

レーザー光凝固術

● 無灌流領域の網膜（酸素欠乏状態にある網膜）をレーザー光照射で焼きつぶして血管新生を防ぎ，新生血管の発生や網膜症の進行を抑えます．
● 黄斑症に対し毛細血管瘤の透過性亢進を抑制することを目的とした毛細血管瘤への照射もあります．
● 外来で施行できる非観血的手術で，選択的凝固の場合は1回で済むことがありますが，全体を凝固する汎網膜光凝固では1～2週間の間隔を空けて，4回程度に分けて施行します．

注意！
● 急に血糖値を下げると，網膜症が急激に増悪することがあります．
● とくに増殖前糖尿病網膜症では頻回に眼底検査をするとともに，緩徐に血糖コントロールをすることが大切となります．

硝子体手術

● 硝子体出血により生じた出血が自然吸収されない場合のほか，牽引性網膜剥離では硝子体と癒着した増殖組織を剥離・除去し，網膜剥離を治療することを目的に行います．
● 眼球に穴を開けて眼内を照らす光源，眼内を満たす水の灌流口，硝子体を切除する硝子体カッターなど器械を入れ，出血などで濁った硝子体を取り，増殖膜を切り取ったり，網膜剥離を空気やシリコンオイルで押さえつけたりします．

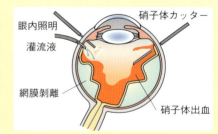

抗VEGF薬硝子体内注射

● 血管内皮細胞増殖因子（VEGF）は血管新生を誘引する物質で，毛細血管が閉塞し虚血になった網膜から産生されます．これを阻害する抗VEGF薬を硝子体内に注射し，血管新生を防ぎます．

糖尿病の合併症

糖尿病網膜症患者への支援

診断されたとき

Point!

- 糖尿病網膜症の進行を防ぐためには，良好な血糖コントロールと血圧コントロールが重要であることを説明します．
- 自覚症状がない場合や定期的に受診しても長期間眼底所見に変化がみられない場合には，定期診察を中断してしまうことがあります．定期診察の必要性を繰り返し説明し，受診をうながします．
- 糖尿病眼手帳を活用し，眼科受診状況を確認し，定期診察の継続につながるようねぎらいの言葉をかけることも大切です．

糖尿病眼手帳
日本糖尿病眼学会より発行．眼科受診の際，眼科主治医に所見を記入してもらい，内科診察時などに携帯するよう伝えます

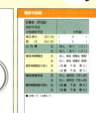

- 糖尿病網膜症は初期には自覚症状がなく，視力低下を自覚したときにはかなり進行した状態であることが多く，治療を開始しても視力低下の進行が抑えられない場合も少なくありません．
- 自覚症状も突然現れるため，なかなか病状を受け入れることができず，治療をしても視力が改善しにくい場合には，治療に疑問や不信感を持つことがあります．

→

- 糖尿病歴が長いことからある程度の知識を持った患者も多いですが，合併症の受け止め方は人それぞれです．
- 画一的なかかわりではなく，患者の思いを傾聴し，受け止め，心理面にも配慮した支援が必要となります．

視力障害がある場合

- 指導や説明は，具体的な視力の程度を確認するとともに，拡大鏡の使用，パンフレットの文字を大きくしたり，ゆっくり読んだりして説明をするなどの工夫，カウンセリングなど，患者の声を聞いたうえでの支援が必要となります．
- 視力障害があると，日常生活における不安や失明の不安などストレスは大きく，心理的悲嘆を経験するといわれています．

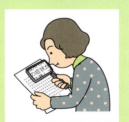

→

- 医療チームで連携して患者の思いを聴き，受け止め，悲嘆のプロセスを見きわめ，患者が視力低下を心理的に受容し，生活を再編できるよう支援をすることが大切です．

Point!

- 少しでも網膜症の進行を抑えて視機能を残すために，一緒に頑張っていこう，という前向きな気持ちで治療に臨んでもらうように支援することも，糖尿病網膜症の治療を成功させるために重要です．

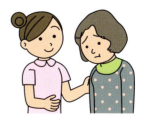

はじめての糖尿病看護

◆ 糖尿病の合併症

糖尿病腎症

糖尿病腎症は全身の心血管合併症の進行を反映しており，腎症の進行に伴って心筋梗塞など心血管イベントでの死亡率が上昇することが知られています．血糖コントロールを厳格に行い，腎症の発症・進展を防ぐことが重要となります．

糖尿病腎症とは

Point!
- 慢性の高血糖による代謝異常により，腎臓の糸球体の血管に障害をきたし，腎臓の機能が低下する状態が糖尿病腎症です．
- 腎症が進行して腎不全になると，人工透析など腎代替療法が必要となることも多く，わが国の新規透析導入の原疾患の第1位は糖尿病腎症（43.8％）です．

糖尿病腎症の病態

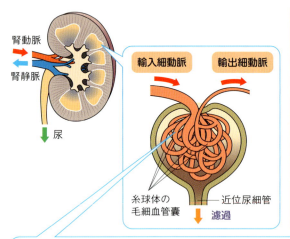

Point!
- 腎臓には全身の血液が流れ込み，体内の不要な水分とゴミ（老廃物）を尿として濾し出す（濾過）働きがあります．腎臓の濾過機能の中心を担うのは，毛細血管が糸玉状に集まった糸球体と呼ばれる構造で，1つの腎臓に100万個存在します．
- 糸球体は，血管の内皮細胞，毛細血管同士をつなぎとめるメサンギウム細胞とその基質，毛細血管を包みこむ上皮細胞などから成り立っています．

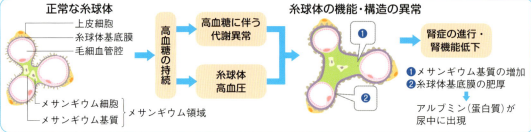

Point!
- 糖尿病では比較的早い時期から輸出細動脈が収縮し，輸入細動脈が拡張するため，糸球体内の圧力が上昇（糸球体高血圧）し，過剰濾過となりメサンギウム基質の増加をきたし，機能障害を起こします．
- また，毛細血管の壁（糸球体基底膜）も肥厚（糸球体硬化症），高血糖で障害されると，尿中アルブミンが出て，腎機能がさらに低下するとアルブミンよりも分子量が大きな蛋白尿が漏れ出ます．

糖尿病の合併症

糖尿病腎症の検査

Point!
- 腎臓の働きが悪くなっても，早期では自覚症状はまったくありません．
- 定期的に尿検査と血液検査で，腎症の有無とその程度を知ることが必要となります．

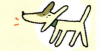

アルブミン尿	● 腎臓病の早期発見のために測定 ● 早朝尿や随時尿中クレアチニン濃度により補正を行い，30mg/gCr未満は「正常アルブミン尿」，30～299mg/gCrは「微量アルブミン尿」，300mg/gCr以上は「顕性アルブミン尿」とされている ◎日を変えて測定し，3回中2回以上微量アルブミン尿が確認されれば，早期腎症と診断される
推算糸球体濾過量 （eGFR）	● 腎臓の機能を評価するためには，糸球体がどのくらい排泄物を濾過できるのか（糸球体濾過量：GFR）を調べる必要があるが，正確な測定には測定物質の注射や採血，採尿が必要で時間もかかる ● 簡単におおよその腎機能を評価するために，年齢・性別・血清クレアチニン（Cr）値の要素から，GFRを概算できる式が作られた．これを「推算糸球体濾過量（estimated GFR：eGFR）と呼ぶ 　eGFRの換算式　eGFR（mL/分/1.73m^2）=194×Cr$^{-1.094}$×年齢$^{-0.287}$（男性） 　　　　　　　　　　　　　　　　　　　　　=194×Cr$^{-1.094}$×年齢$^{-0.287}$×0.739（女性） ◎eGFR60mL/分/1.73m^{2}未満になると慢性腎臓病（CKD）と診断される（詳細はp.39）

障害される腎機能と関連する観察項目

Point!
- 腎機能の低下により，腎臓の働きである，水分量の調節や老廃物の排出，ホルモン調整の機能が障害されるため，検査や症状の観察が必要となります．

障害される腎機能	観察項目	
	検査（血液など）	症状
老廃物の排泄	尿素窒素，クレアチニン，尿酸，無機リンなど	尿毒症症状
水分の調節	胸部X線，尿量	浮腫，息切れ，呼吸困難
血圧の調節	血圧	高血圧
酸塩基平衡の調節	重炭酸イオン	ほぼ無症状
電解質の調節	ナトリウム，カリウム，クロール，心電図	足がつる，倦怠感
ビタミンDの活性化による腸管からのカルシウム吸収の促進	無機リン，カルシウム	骨代謝異常，骨粗鬆症
エリスロポエチンの分泌による赤血球の産生	ヘモグロビン	貧血症状：ふらつき，倦怠感，動悸，めまい

❖ 糖尿病の合併症

糖尿病腎症の病期

Point!
- 糖尿病腎症の病期は，尿アルブミン（尿蛋白）値と推算糸球体濾過量（eGFR）を基に，第1～5期に分類されています．

糖尿病腎症の病期分類

病期	尿アルブミン値 (mg/gCr) あるいは尿蛋白値 (g/gCr)	GFR(eGFR) (mL/分/1.73m²)	特徴・症状
第1期 （腎症前期）	正常アルブミン尿 （30未満）	30以上[*1]	● 血糖値が高くても，腎臓に障害が起こっていない状態
第2期 （早期腎症期）	微量アルブミン尿[*2] （30～299）	30以上	● 尿中に，アルブミン（蛋白質）が微量に出現する時期 ● 高血糖の持続により，糸球体の基底膜に障害が起こり，アルブミンが尿に漏れ出してくる状態 ● 腎症の診断・治療において重要な時期で，早期に診断し，しっかりと血糖コントロールを行うことで第1期に戻るといわれている
第3期 （顕性腎症期）	顕性アルブミン尿 （300以上） あるいは持続性蛋白尿 （0.5以上）	30以上[*3]	● 腎症が進行し，尿アルブミンが増加し，顕性アルブミン尿・持続性蛋白尿となった時期 ● 機能しなくなった糸球体が増加し始め，余分な水分や老廃物を濾し出す糸球体濾過が低下し始める ● 高血圧，浮腫が認められる
第4期 （腎不全期）	問わない	30未満	● eGFRが30を切り，透析あるいは腎移植までの期間 ● 血清クレアチニンの上昇，腎性貧血，血清カリウム値の上昇がみられる ● 糸球体濾過量が著明に低下するため，水分貯留による浮腫や体重増加，心不全，老廃物蓄積による疲れ，悪心などの尿毒症症状が出現
第5期 （透析療法期）	透析療法中		● 腎臓の機能が正常の10％以下に悪化したときが，透析を開始する時期 ● 尿毒症症状として悪心や食欲低下，腎不全症状として水分貯留による強いむくみや息苦しさなどが出たとき，血清カリウム値が高い場合にも透析を開始することがある

[*1] GFR60mL/分/1.73m²未満の症例はCKDに該当し，糖尿病腎症以外の原因が存在し得るため，他の腎臓病との鑑別診断が必要である．
[*2] 微量アルブミン尿を認めた症例では，糖尿病腎症早期診断基準に従って鑑別診断を行ったうえで，早期腎症と診断する．
[*3] 顕性アルブミン尿の症例では，GFR60mL/分/1.73m²未満からGFRの低下に伴い腎イベント（eGFRの半減，透析導入）が増加するため，注意が必要である．

文献8を基に作成

糖尿病腎症の自然経過

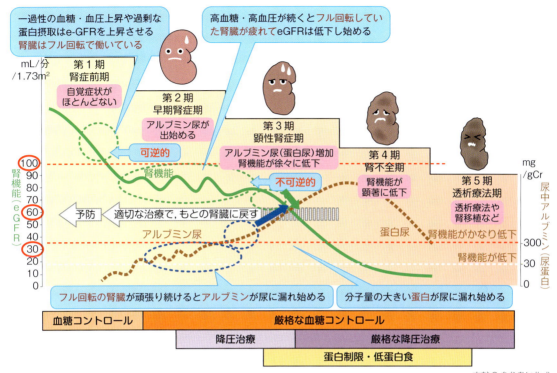

文献9を参考に作成

これも覚えておこう！ 糖尿病腎症の病期分類とCKD重症度分類との関係

- 慢性腎臓病（CKD）とは，尿異常，画像診断，血液異常，病理所見などで腎障害の存在が明らかであること，GFRが60mL/分/1.73m²未満であること，のいずれか，または両方が3カ月以上続くもので，CKDの診療には，かかりつけ医と腎臓専門医の連携が大変重要といわれています．
- CKDの存在は末期腎不全および心血管疾患のハイリスク因子となることから，GFRと尿アルブミン/Cr比（ACR）の2つの基軸から重症度分類（ステージG1〜G5）がなされています．
- 糖尿病腎症の病期分類を基本としながらCKD重症度分類と両方で評価し，治療が進められることが多いです．
- ステージG3a・bからは，腎不全への進行と心血管疾患の抑制のために慎重な管理が必要とされ，ACRの増加とともに，リスクはさらに高まるとされています．

原疾患	蛋白尿区分		A1	A2	A3
糖尿病	尿アルブミン定量（mg/日）尿アルブミン/Cr比（mg/gCr）		正常	微量アルブミン尿	顕性アルブミン尿
			30未満	30〜299	300以上
高血圧腎炎多発性嚢胞腎不明，その他	尿蛋白定量（g/日）尿蛋白/Cr比（g/gCr）		正常	軽度蛋白尿	高度蛋白尿
			0.15未満	0.15〜0.49	0.50以上
GFR区分(mL/分/1.73m²)	G1	正常または高値	>90	第1期(腎症前期)	第2期(早期腎症期)	第3期(顕性腎症期)
	G2	正常または軽度低下	60〜89			
	G3a	軽度〜中等度低下	45〜59			
	G3b	中等度〜高度低下	30〜44			
	G4	高度低下	15〜29	第4期（腎不全期）		
	G5	末期腎不全（ESKD）	<15			
		透析療法中		第5期（透析療法期）		

CKD重症度分類は，死亡，末期腎不全，心血管死亡のリスクを，緑のステージを基準に黄，オレンジ，赤の順に上昇することを示している

文献10, 11を基に作成

❖ 糖尿病の合併症

糖尿病腎症の治療

Point!

- 糖尿病腎症の治療では，血糖・血圧のコントロールと食事療法（蛋白質・塩分・カリウム制限）が基本です．
- 糖尿病治療の基本である食事療法，運動療法，薬物療法を継続しながら，腎症の病期に応じて，治療や生活指導（次ページ参照）をしていくことが必要となります．

	血糖コントロール	血圧コントロール	食事療法（蛋白質・塩分・カリウム制限，脂質管理）
目標	HbA1c7.0%（p.16）	130/80mmHg未満	目標値は病期による異なる（p.41）
適応となる病期	第1期〜第5期	第1期〜第5期	主に第3期以降
詳細	●厳格な血糖コントロールが腎症の発症・進展防止に有効 ●第4期（腎不全期）では腎機能低下により原則としてスルホニル尿素薬やビグアナイド薬は投与できない →インスリン療法への切り替えが必要 ●低血糖を避ける →腎機能低下によりインスリンの必要量が減り，低血糖が起きやすいのでこまめなインスリン調整が必要 ●病期に応じて運動療法	●高血圧合併例では食塩6g/日未満が推奨されている ●第一選択薬や，腎糸球体高血圧を改善するレニン・アンジオテンシン系阻害薬（ACE阻害薬，ARB） ●ACE阻害薬やARBは，蛋白尿の増加や腎機能の低下を抑制する腎保護作用もある ●ACE阻害薬，ARBは，第3期から血清クレアチニンが2.0mg/dL以上の場合，慎重に使用する ●効果不十分な場合：カルシウム拮抗薬，利尿薬の併用を検討	●蛋白質の制限が最も重要（蛋白質代謝によって生じる尿素窒素などの老廃物が腎臓に負担をかけるため） ●腎症の進行によりナトリウム，カリウムの排泄が障害されるため，塩分，カリウム制限（第4期以降）が必要となる ●脂質異常症は腎症進行の危険因子であるため，食事（＋運動）による肥満の予防と是正をする

これも覚えておこう！ 腎症悪化要因

- 腎機能の低下の進行を予防するためには，腎症悪化要因を可能な限り回避する生活指導も大切です．
- ・血糖コントロール不良，高血圧
- ・過剰な運動負荷や疲労
- ・過剰な蛋白質や塩分の摂取
- ・感染症や脱水
- ・喫煙
- ・腎毒性薬剤の使用：抗菌薬，解熱・鎮痛薬，造影剤

糖尿病腎症生活指導基準

病期		第1期 (腎症前期)	第2期 (早期腎症期)	第3期 (顕性腎症期)	第4期 (腎不全期)	第5期 (透析療法期)	
生活一般		普通生活	普通生活	普通生活	疲労を感じない程度の生活	軽度制限 疲労の残らない範囲の生活	
食事	総エネルギー[注1] kcal/kg体重/日	25〜30	25〜30	25〜30[注4]	25〜35	血液透析 (HD)[注5]： 30〜35	腹膜透析 (PD)[注5]： 30〜35
	蛋白質	20%エネルギー以下	20%エネルギー以下[注3]	0.8〜1.0[注4] g/kg体重/日	0.6〜0.8g /kg体重/日	0.9〜1.2g /kg体重/日	0.9〜1.2g /kg体重/日
	食塩相当量	高血圧があれば6g未満/日	高血圧があれば6g未満/日	6g未満/日	6g未満/日	6g未満/日[注6]	PD除水量(L)×7.5+尿量(L)×5(g)/日
	カリウム	制限せず	制限せず	制限せず（高カリウム血症があれば<2.0g/日)	<1.5g/日	<2.0g/日	原則制限せず
運動[注2]		原則として糖尿病の運動療法を行う	原則として糖尿病の運動療法を行う	原則として運動可 ただし病態によりその程度を調節する	原則として運動可 ただし病態によりその程度を調節する	原則として運動可 ただし病態によりその程度を調節する	
勤務		普通勤務	普通勤務	普通勤務	原則として軽勤務 疲労を感じない範囲の座業を主とする残業，夜勤は避ける	原則として軽勤務 超過勤務，残業は時に制限	
家事		普通	普通	普通	疲労を感じない程度の軽い家事	普通に可 疲労の残らない程度にする	
妊娠・出産		可	慎重な管理を要する	推奨しない	推奨しない	推奨しない	
治療，食事，生活のポイント		糖尿病食を基本とし，血糖コントロールに努める 降圧治療 脂質管理 禁煙	糖尿病食を基本とし，血糖コントロールに努める 降圧治療 脂質管理 禁煙 蛋白質の過剰摂取は好ましくない	適切な血糖コントロール 降圧治療 脂質管理 禁煙 蛋白質制限食	適切な血糖コントロール 降圧治療 脂質管理 禁煙 蛋白質制限食 貧血治療	適切な血糖コントロール 降圧治療 脂質管理 禁煙 透析療法または腎移植 水分制限（血液透析患者の場合，最大透析間隔日の体重増加を6%未満とする）	

注1）軽い労作の場合を例示した．
注2）尿蛋白量，高血圧，大血管症の程度により運動量を慎重に決定する．ただし，増殖網膜症を合併した症例では，腎症の病期にかかわらず激しい運動は避ける．
注3）一般的な糖尿病の食事基準に従う．
注4）GFR＜45では第4期の食事内容への変更も考慮する．
注5）血糖および体重コントロールを目的として25〜30kcal/kg体重/日までの制限も考慮する．
注6）尿量，身体活動度，体格，栄養状態，透析間体重増加を考慮して適宜調整する．

文献12より引用，一部改変

❖ 糖尿病の合併症

糖尿病腎症の療養支援

Point!

- 糖尿病腎症の病期によって治療や身体状態が異なるため，病期に合わせた支援が必要となります．
- 自覚症状のない腎症第1期や第2期，自覚症状の乏しい第3期の初めでは，糖尿病腎症であるという認識が持ちにくいため，患者自身の腎臓が弱っていることを理解し，自分の身体を気遣っていけるよう支援することが大切です．

	糖尿病腎症第1・2期	糖尿病腎症第3期	糖尿病腎症第4期
支援目標	●糖尿病と腎症を悪化させないための継続可能な療養生活の調整	●腎症の進行に伴って変化せざるを得ない生活を引き受けることができるように支援 ●腎症を悪化させないよう患者の生活に合った療養方法を提案し，患者とともに実践方法を考え支援	●腎症の進行が加速度を増し，多大な負荷や影響を受けやすい身体であることを理解できるように支援
特徴	●基本的に糖尿病治療が中心で，血糖コントロールによって病期が改善する時期 ●無症状のため，腎症であることの自覚を持ちにくい	●蛋白尿が認められ，高血圧や浮腫などがみられることもあるが自覚症状は乏しい ●腎臓への負担を考慮し，食事療法では塩分や蛋白制限が開始され，過剰な運動が禁止となるなど，治療がこれまでと異なる	●腎機能が著しく低下し，血清クレアチニンが上昇してくるため，悪心や溢水などの尿毒症症状が出現し，体動時の息切れも自覚するようになる
ポイント	●患者が自分の身体の状態を認識するための情報提供をする	●患者が治療や療養行動に対して混乱や戸惑いを感じることがあるため，これらの感情に対応する	●透析導入までの期間ができるだけ長くなるようにしつつ，透析導入に向けての準備をしていく
内容	①糖尿病腎症の認識の確認 ②糖尿病腎症と血糖コントロール状況と検査データの確認 ③糖尿病と療養行動との関連性の説明 ●血糖と血圧管理の必要性や合併症との関係，腎症の進展経過，微量アルブミン値の意味を伝え，理解してもらう ④自己の身体状態をとらえるための支援 ●血糖値や血圧，体重などのモニタリングをうながす ●モニタリングデータを検査結果や身体的変化や生活状態と照らし合わせて説明する ⑤定期受診の必要性の説明	①糖尿病腎症の認識の確認 ②患者の心情への配慮 ●今までの療養行動やその努力に対するねぎらいの言葉かけ ●混乱や戸惑いがあることは当然であることを伝える ●療養行動を実施することで透析までの期間を延ばすことにつながるため，支援をしていくことを伝える ③自己の身体状態をとらえることへの支援 ●自覚症状や検査値の意味を伝える ④患者の生活に合わせた具体的な療養行動を提案 ●今の自己の腎臓をいたわるために必要な食事療法や運動制限，薬物療法について説明する ●モニタリングデータを検査結果や身体的変化，生活状態と照らし合わせて療養法を一緒に考える ●医師や管理栄養士と連携をとりながら，目標設定を共有する	①身体症状による苦痛への対応 ●尿毒症や溢水による症状や，症状による日常生活への影響の苦痛に対して共感を示す ●症状（体重増加・浮腫・息切れ）や検査値の意味，腎機能との関係を説明し，症状増強時には受診の必要性を伝える ②透析療法への否定的感情への対応 ●否定的感情をありのまま受け入れる ●透析のマイナスイメージを緩和し，腎臓の機能が低下したときには「生きるため」に必要な治療であることを伝える ●透析のメリット（尿毒症症状の改善，食事療法の緩和など）を伝える ●腎代替療法の療法選択の説明，透析をイメージできるように透析場面の見学や透析患者と話をできる機会を設ける ③患者の生活に合わせた具体的な療養行動を提案 ●身体の変化や生活状況を照らし合わせて療養法を一緒に考える ●腎症悪化要因（p.40）の説明

糖尿病神経障害

慢性合併症の中で，糖尿病の発症から最も早期に出現し，頻度も高い合併症です．気がつきにくく，発見が遅れることが多いことが特徴です．頭から足趾まで多彩な臨床症状を呈します．

  糖尿病神経障害とは

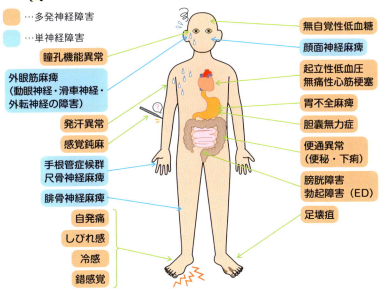

- 糖尿病神経障害は，全身のさまざまな組織・臓器の自律神経系も障害され，QOL低下・生命予後悪化につながっています．

	分類	症状	原因
多発神経障害	感覚・運動神経障害	● しびれ感 ● 錯感覚（感覚異常） ● 冷感 ● 自発痛 ● アロディニア（異痛症） ● 感覚鈍麻	● 糖尿病に基づく代謝異常によってもたらされる ● 高血糖により末梢神経にソルビトールという物質が蓄積することによって，神経細胞がうまく機能しなくなってしまう
	自律神経障害	● 瞳孔機能異常 ● 発汗異常 ● 起立性低血圧 ● 胃不全麻痺 ● 便通障害（便秘，下痢） ● 胆嚢無力症 ● 膀胱障害 ● 勃起障害 ● 無自覚性低血糖　など	
	急性有痛性神経障害	● 治療後神経障害　など	
単神経障害	脳神経障害	● 外眼筋麻痺（動眼・滑車・外転神経麻痺） ● 顔面神経麻痺　など	● 神経栄養血管の閉塞によってもたらされる
	体幹・四肢の神経障害	● 手根管症候群 ● 尺骨神経麻痺 ● 腓骨神経麻痺 ● 体幹部の単神経障害　など	
	糖尿病筋萎縮	● 典型例は片側〜両側性殿部・大腿部筋萎縮・筋力低下を呈し疼痛を伴う	

文献13を参考に作成

◆ 糖尿病の合併症

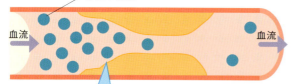

糖尿病神経障害の発生機序

- 栄養や酸素
- 血流
- 動脈硬化が進行することで，神経に栄養を供給する細小血管が細くなり，酸素や栄養を供給できなくなる
- ソルビトールなど
- 正常な神経細胞
- 高血糖で障害された神経細胞
- 神経が部分的に死滅するために発症すると考えられている

Point!
- 高血糖の持続により動脈硬化や代謝異常によって神経が障害されます．
- 他にもさまざまな因子が絡み合って神経障害は発症するといわれています．
- 神経細胞内でソルビトール（高血糖により多すぎるブドウ糖が変性した物質）などが蓄積するため，神経細胞自体やその先の神経線維に悪影響を及ぼし，機能が低下する

文献14より引用，一部改変

糖尿病多発神経障害の検査と簡易診断基準

アセスメント法

Point!
- 糖尿病多発神経障害では，早期から下肢の振動覚やアキレス腱反射が低下し，多くの例で自律神経症状を伴います．
- 糖尿病神経障害の患者の自覚症状は，重症度とは必ずしも一致しないこともあり，病状の正確な把握のためには，患者の自覚症状と数種類の他覚的検査を組み合わせて，総合的にアセスメントする必要があります．

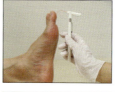 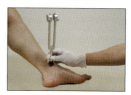

圧力知覚	Semmes-Weinsteinモノフィラメント（5.07で10gの圧力）
振動覚	C128Hz音叉
識別	針で刺す（皮膚を傷つけないように）
触覚	木綿布
運動神経	アキレス腱反射
自律神経	R-R感覚，起立性低血圧

文献15より引用

診断基準

Point!
- 糖尿病神経障害は多彩な症状が出現するため，診断基準や病型・病期分類がいまだに国際的に統一されていません．
- 日本では「糖尿病性神経障害を考える会」から，糖尿病多発神経障害の簡易診断基準が提案されています．調査項目が絞られており，ベッドサイドで短時間に診断することができます．

糖尿病性神経障害を考える会の診断基準
（1998年作成，2000年，2002年改定）

必須項目	以下の2項目を満たす 1．糖尿病が存在する 2．糖尿病性多発神経障害以外の末梢神経障害を否定し得る
条件項目	以下の3項目のうち2項目以上を満たす場合を"神経障害あり"とする 1．糖尿病性多発神経障害に基づくと思われる自覚症状 2．両側アキレス腱反射の低下あるいは消失 3．両側内踝の振動覚低下（C128Hz音叉で10秒以下）

文献13より引用，一部改変

糖尿病足病変

糖尿病患者の足病変の直接的な原因としては，神経障害と血流障害の2つがあげられます．加えて易感染性（感染しやすくなること）や外傷などがあります．しかし，原因はこれだけでなく，きわめて複合的です．

糖尿病足病変の発生機序

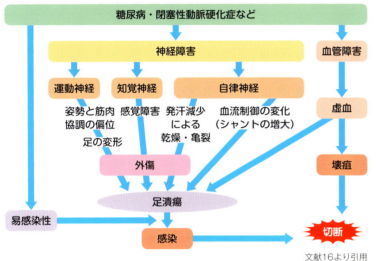

文献16より引用

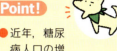

- 近年，糖尿病人口の増加，高齢者の増加に比例して，糖尿病足病変を発症する患者が増えています．
- 動脈硬化性疾患や神経障害の併発，進行などを背景に，足病変は重症化し，壊疽が起こり，足切断にまで至ります．

糖尿病足病変の検査

神経障害を調べる検査

	検査のポイント	注意点
アキレス腱反射	膝立位で判定する	高齢者や麻痺のある場合には，バランスが悪くなるので注意する
振動覚	アルミ音叉（C128Hz）を使用．音叉を叩いてすぐ内踝に当て，震えを感じなくなるまでの時間を測定する	10秒以下の場合には異常とされるが，加齢の影響も受けるため，高齢者の場合には他の検査結果と併せて判定する
タッチテスト（モノフィラメント）	モノフィラメント5.07を皮膚に当てる検査 ①始める前に手の甲で感覚を確認する ②患者には目を閉じてもらい，左右のポイントを不規則に当てる ③モノフィラメントを当てる部位は右のとおり ④モノフィラメントが90°に曲がるくらいの強さで1〜2秒当てる	胼胝や鶏眼などの硬いところに当てないようにする
神経伝導速度検査＊（MNCV・SNCV）	運動，感覚神経の状態を調べる	痛みを伴う
自律神経検査＊（CVR-R）	心電図呼吸感覚変動の測定	

＊医師の指示があればこれらの検査も行う．

文献17より引用

◆ 糖尿病の合併症

血流障害を調べる検査

	検査のポイント	注意点
簡易ドップラー検査*	動脈の触知が困難な場合に使用する	血流に対して斜め60°に当てる
足関節上腕血圧比*（ABI）	仰向けの状態で上肢と下肢の血圧を測る 足関節収縮期/上腕収縮期比で算出する	ABIが0.9以下のときには動脈閉塞の可能性がある 0.5以下のときには重症の虚血の可能性がある
下肢挙上・下垂試験	下肢を挙上し，足の皮膚の色が変化するまで回し，下肢を下げて皮膚の色が戻るまでの時間を測定する	血流が悪い場合には，皮膚色が戻るまでに時間がかかる

＊医師の指示があればこれらの検査も行う．

文献17より引用

知っておきたい糖尿病足病変

胼胝（べんち）
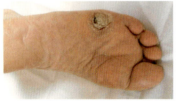
写真提供：中西健史氏

鶏眼（けいがん）
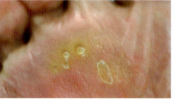
写真提供：中西健史氏

角化・亀裂・乾燥
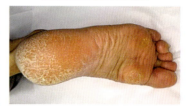
写真提供：高山かおる氏

シャルコー足
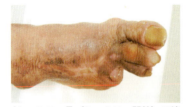
（シャルコー足〈シャルコー関節〉に潰瘍を形成した後，足趾を切断した例）
写真提供：中西健史氏

ハンマートゥ
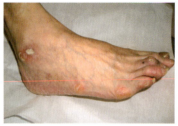
写真提供：中西健史氏

クロウトゥ
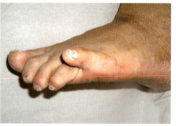
写真提供：中西健史氏

足白癬
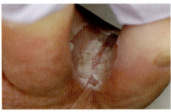
写真提供：高山かおる氏

外反母趾・内反小趾
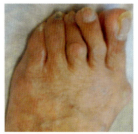
写真提供：北野朝子氏

皮膚潰瘍
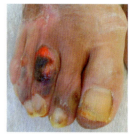
写真提供：北野朝子氏

糖尿病の合併症

巻き爪	陥入爪	肥厚爪
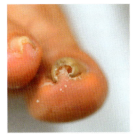	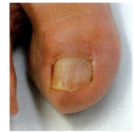	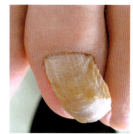
写真提供：高山かおる氏	写真提供：高山かおる氏	写真提供：高山かおる氏

足チェックのポイント

注意！ ◎足の変形
- 足の変形が高度になると，靴ずれや足底圧分布異常により潰瘍を生じやすい．
  ・外反母趾
  ・外反偏平足
  ・船底型変形　など

注意！ ◎腫れ
- とくに新しいもの，次第に大きくなるもの，足全体におよぶものには注意する．

注意！ ◎爪（巻き爪・深爪・爪白癬）
- 爪の切り方はほぼ直線となるようにやすりで手入れするのが望ましい．爪の伸びすぎには注意．
- 糖尿病の患者は，抵抗力低下のため感染しやすくなっている．外用抗菌薬を使ったこまめなケアと指導が必要である．

（図中ラベル）
- 鶏眼（ウオノメ）
- 足白癬（水虫）趾の間に注意
- 血流・温度
- 胼胝（タコ）
- 靴ずれ
- マメ
- 胼胝（タコ）

注意！ ◎皮膚（色調変化・乾燥・水ぶくれ）
- 蒼白・赤みに注意する．
- 圧迫や摩擦によるただれ，感染にも注意．

文献18より引用

Point!
- 足チェックのポイントは，まずは足全体を大きく観ること（変形や色調変化など）．次に足の各部位を細部にわたって観察することです．
- フットケア（第7章〈p.111～〉参照）では足の観察がとても重要となります．医療者も患者自身も足に関心を持ち，日ごろから注意して足を観察できるようかかわりましょう．
- 糖尿病の合併症は"頭の先から足の先まで"多種多様に出現します．「足を大切にすること」を入り口にして，「身体全部丸ごと大切にすること」へと働きかけます．

はじめての糖尿病看護 47

◆ 糖尿病の合併症

その他の合併症

動脈硬化に由来する大血管障害（脳梗塞，心筋梗塞など）は，糖尿病自体が危険因子となり，他の危険因子（高血圧，脂質異常，肥満，喫煙など）と絡み合って，糖尿病の罹病経過とは無関係に発症します．歯周病は第6の合併症といわれ，糖尿病の病態に直接影響します．他にも認知症と糖尿病との関連などが報告されています．

 ## 糖尿病と脳梗塞

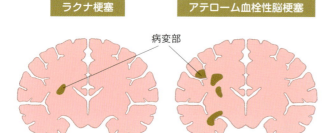

文献19より引用

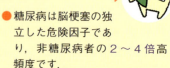 **Point!**

- 糖尿病は脳梗塞の独立した危険因子であり，非糖尿病者の2～4倍高頻度です．
- 糖尿病は皮質枝のアテローム血栓性脳梗塞の発症に関係していますが，糖尿病患者の半数に高血圧を合併していることから，穿通枝領域のラクナ梗塞も多いです．
- 全体として小さな梗塞が多発する傾向があります．
- 一過性脳虚血発作や軽い麻痺を繰り返し，徐々に脳血管性認知症に至ることがあります．

 ## 糖尿病と心筋梗塞

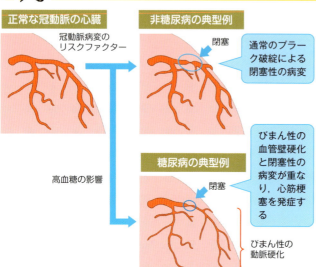

文献19より引用

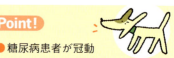 **Point!**

- 糖尿病患者が冠動脈疾患を発症するリスクは高く，欧米では糖尿病患者の40～50％で心筋梗塞が直接死因となっています．
- わが国でも，冠動脈疾患が直接死因となる糖尿病患者が増加しています．
- 糖尿病患者の心筋梗塞は，はっきりした症状のないこと（無症候性：非定型的）が多いです．
- 発症時に冠動脈の多枝病変を有するなど，すでに病変の進行した例が多く，心不全や不整脈を起こしやすくなります．

糖尿病の合併症

糖尿病と歯周病

> **Point!**
> ● 高血糖状態が続くと歯周病が進行します．また，慢性炎症である歯周病の存在がインスリン抵抗性を高めて高血糖を招きます．糖尿病と歯周病は病態の異なる疾患ですが，互いに密接に影響し合っています．

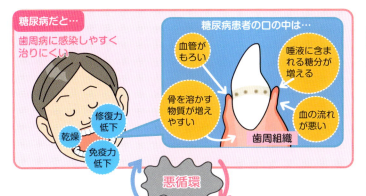

糖尿病だと…
歯周病に感染しやすく治りにくい
- 修復力低下
- 乾燥
- 免疫力低下

糖尿病患者の口の中は…
- 血管がもろい
- 唾液に含まれる糖分が増える
- 骨を溶かす物質が増えやすい
- 血の流れが悪い
- 歯周組織

悪循環

歯周病だと…
高血糖になりやすい
- 歯茎で炎症が起こるとTNF-αという蛋白質が生まれる
- TNF-αは血管を通り肝臓や筋肉へ
- TNF-αがインスリンの働きを邪魔し，肝臓や筋肉の細胞に糖を取り込めない
- 歯が痛みよく噛めなくなると，十分な食事療法ができない

細胞に糖が入らない！

文献20を基に作成

これも覚えておこう！
歯周病が与える影響

● 歯周病は，単なる口腔内の疾患ではなく，全身のさまざまな部位や疾患，もちろん糖尿病にも影響します．

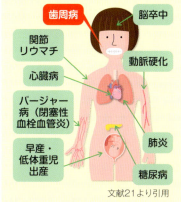

歯周病 → 脳卒中，関節リウマチ，動脈硬化，心臓病，バージャー病（閉塞性血栓性血管炎），肺炎，早産・低体重児出産，糖尿病

文献21より引用

糖尿病と認知症

糖尿病における認知症の発症機構

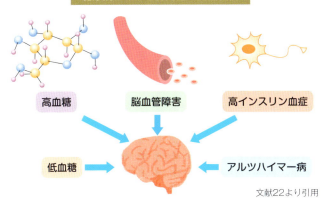

高血糖，脳血管障害，高インスリン血症，低血糖，アルツハイマー病

文献22より引用

> **Point!**
> ● 糖尿病に認知症が合併する機序として，遺伝的な素因に加えて，糖尿病の血管性因子，代謝性因子が促進的に働き，アルツハイマー病，血管性認知症の病理が加速すると考えられます．

糖尿病の合併症

引用・参考文献

1) 医療情報科学研究所編. 病気がみえる. vol.3. 糖尿病・代謝・内分泌. 第3版. メディックメディア, 2012, 58.
2) 日本糖尿病学会編・著. 糖尿病治療ガイド2016-2017. 文光堂, 2016, 79.
3) 前掲書1, 64.
4) 藤澤玲子ほか. 血糖値が上がるとどうなるの？ 糖尿病ケア. 10 (4), 2013, 27.
5) 日本高血圧学会高血圧治療ガイドライン作成委員会編. 高血圧治療ガイドライン2014. 日本高血圧学会, 2014.
6) 日本糖尿病療養指導士認定機構編・著. 糖尿病療養指導ガイドブック：糖尿病療養指導士の学習目標と課題. メディカルレビュー社, 2016, 172-4.
7) 陣内秀昭ほか. 血糖変動による影響のメカニズムとコントロール. 2：高血糖と細小血管症の関係. 糖尿病ケア. 12 (11), 2015, 33-8.
8) 前掲書2, 82.
9) 四方賢一監修. 糖尿病ハンドブック. イラストでよく分かる糖尿病性腎症. ジョンソン・エンド・ジョンソン株式会社, 2014, 5-6.
10) 日本腎臓学会編. CKD診療ガイド2012. 東京医学社, 2012, 3.
11) 糖尿病腎症合同委員会. 糖尿病性腎症の病期分類2014の策定（糖尿病性腎症病期分類改訂）について. 日本腎臓学会誌. 56 (5), 2014, 547-52.
12) 前掲書2, 84-5.
13) 日本糖尿病学会編. 科学的根拠に基づく糖尿病診療ガイドライン2013. 南江堂, 2013, 117.
14) 濱之上暢也ほか. 糖尿病神経障害になるとどうなるの？ 糖尿病ケア. 10 (4), 2013, 49.
15) 糖尿病足病変に関する国際ワーキンググループ編. "糖尿病足病変管理の5つの柱". 糖尿病足病変の管理と予防に関するプラクティカル・ガイドライン. 中村功ほか監訳. 医歯薬出版, 2000, 3-7.
16) 畑中あかね. 糖尿病とフットケア. 糖尿病ケア. 6 (5), 2009, 45.
17) 飯田美佐子. ナースが行う検査にはどんなものがあるの？ 糖尿病ケア. 10 (3), 2013, 34-5.
18) 佐藤雄一ほか. 足切断のきっかけになるフットケアで予防可能. 糖尿病ケア. 9 (4), 2012, 30.
19) 北澤勝ほか. 血糖変動による影響のメカニズムとコントロール. 3：高血糖と大血管症・そのほかの合併症. 糖尿病ケア. 12 (11), 2015, 40-1.
20) 寺西悦子ほか. 歯周病と糖尿病のアブナイ関係. 糖尿病ケア. 11 (6), 2014, 6.
21) 和泉雄一ほか. 高血糖が口腔に与える影響. 糖尿病ケア. 10 (8), 2013, 63.
22) 櫻井孝. 糖尿病と認知症の関係. 糖尿病ケア. 13 (1), 2016, 14-5.
23) 辻井悟. 血糖変動による影響のメカニズムとコントロール. 1：高血糖と細小血管症の関係. 糖尿病ケア. 12 (11), 2015, 29-32.
24) 仲谷慎也ほか. 1：病態生理からセルフケアまで糖尿病腎症のすべて. Q1 糖尿病だとどうして腎臓が悪くなるの？ 糖尿病ケア. 13 (7), 2016, 12-4.
25) 仲谷慎也ほか. 1：病態生理からセルフケアまで糖尿病腎症のすべて. Q2 腎臓が悪いころはどうやってわかるの？ 糖尿病ケア. 13 (7), 2016, 15-7.
26) 森克仁. 1：糖尿病合併症：糖尿病腎症. ⑤糖尿病腎症（第1期〜第4期）. 糖尿病ケア. 11 (11), 2014, 18-20.
27) 平野勉監修. 糖尿病看護ビジュアルナーシング. 学習研究社, 2015.
28) 石﨑英介. 基本が知りたい新人スタッフのための糖尿病ケアはじめて講座④糖尿病になるとどうなるの？ 糖尿病ケア. 10 (4), 2013, 41-6.
29) 日本糖尿病教育・看護学会編. ナースのための糖尿病透析予防支援ガイド. 日本看護協会出版会, 2015.
30) 日本動脈硬化学会編. 動脈硬化性疾患予防ガイドライン2012年版. 日本動脈硬化学会, 2012.

第 3 章
糖尿病の食事療法

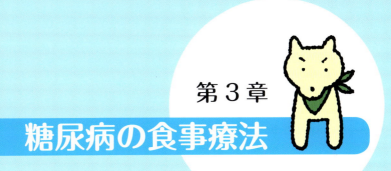

2型糖尿病の食事療法

2型糖尿病は，膵臓のβ細胞からのインスリン分泌が低下したり，過食，運動不足，肥満，ストレスや加齢などによって臓器でのインスリンの働きが低下したりすることにより発症します．そのため，日常の活動量と食事量のバランスが関係します．

食事療法の意義

Point!
- 肥満にならないようエネルギー摂取量を適正にし，インスリンの需要量を減らすことでインスリン作用不足を改善し，代謝をよくします．
- 栄養素のバランスがよい食事をすることで，血糖をコントロールし，合併症を予防します．
- 規則的な食事習慣により，食後血糖値の変動を少なくし，著しい高血糖や低血糖を防ぎます．

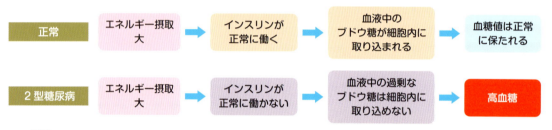

食事療法の目的

Point!
- 糖尿病患者が，健常者同様の日常生活を営むために必要な栄養素を摂取します．
- 糖尿病の代謝異常を是正し，血糖，血中脂質，血圧などを良好に維持し，合併症の発症や進展を抑制します．

患者指導のポイント

2型糖尿病の食事は健康食

Point!
- 基本は，過食や偏食をせず，規則正しく食べることです．
- 特別な食事ではなく，食べてはいけない食品もありません．
- 家族みんなで同じメニューで食べられるよう調整しましょう．

❶ 自分に合ったエネルギー量を摂る

- 1日に必要なエネルギー量は，年齢，性別，身長，体重，活動量，血糖値，合併症の有無によって異なります．
- 詳しくは「エネルギー摂取量」の項（p.57）参照．

❷ 栄養バランスに気をつける

- 詳しくは「エネルギー摂取量」の項（p.57）参照．

> ゆっくり，よく噛む！

注意！
◎ゆっくりよく噛み，腹八分目にする
- 満足感が得られ，食べ過ぎを防ぐことができます．

◎朝・昼・夕食の量は均等にし，規則正しく食べる
- 食事を抜いたり，まとめて食べたりすると，インスリン分泌が乱れたり，膵臓への負担が増えたりします．

◎嗜好品はルールを守る
- アルコール飲料：糖尿病の治療や合併症の予防上，悪影響を及ぼすので，できるだけ節酒をすすめます．
- お菓子類・ジュース類：砂糖を多く含むので，血糖値や血液中の中性脂肪が上がり好ましくありません．できるだけ飲食しないようにしましょう．

❸ 合併症予防のための工夫をする

- 血糖コントロールと同時に血圧，コレステロールや中性脂肪のコントロールをすることで，心疾患や脳血管障害，腎症，網膜症，神経障害などの合併症を防ぎ，生活の質を保つことができます．

注意！

◎塩分を控える
- 高血圧があれば塩分摂取は1日あたり6g未満，高血圧がない場合でも塩分の多い食品に偏らないようにします．

◎血中脂質の異常に注意する

麺類や汁物の汁を残す

香り・うま味・辛味・酸味などを利用

加工品より生鮮品を！

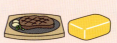
コレステロールや飽和脂肪酸の多い食品を控える

中性脂肪を増やすような甘いものを控える

継続するためには？

Point!

◎患者1人ひとりの生活に合わせる
- 無理のない方法を見出し，一緒に考えていきましょう．

◎できるだけ正確に聴き取る
- 食事の記録や携帯電話のカメラ機能などを活用し，食べた物や量，食べた時間を聴き取り，問題点を探ります．

◎食生活や生活習慣が大きく変化したときには見直す
- ライフステージは変化するため，都度注意しましょう．

◎民間療法に惑わされない
- 効果に関する客観的エビデンスは乏しく，製品の管理が不十分といえる場合があるため，積極的にはすすめられません．

◎前向きな生活を送れるようにする
- 具体的で身近な目標を決め，達成感や満足感を味わえるようにし，おいしく，楽しく食事できるようにします．

◆ 糖尿病の食事療法

1型糖尿病の食事療法

1型糖尿病は，インスリン注射が必要となり，インスリン注射と食事がうまくかみ合うようにすることに治療の重点がおかれます．また，栄養バランスのとれた食事をすることも重要です．

食事療法の意義

Point!
- 特別な食事療法というのは必要ありません．インスリン注射に対応して朝，昼，夕の食事および間食のエネルギー量，とくに炭水化物の摂取量と摂取時刻をうまく組み合わせ，1日の中で高血糖や低血糖を生じない安定した良好な血糖コントロールが得られるようにすることです．
- とくに育ちざかりに発症した場合は，成長のために必要な食事量をしっかり摂ることが大切です．
- 肥満や生活習慣病を招かないようバランスのよい食事や規則正しい食事習慣を身につけることは，一般の食事と同様で変わりません．

食事療法の目的

Point!
- 2型糖尿病の食事療法に準じます．

患者指導のポイント

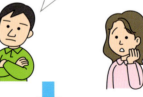

食事療法をすごくがんばって，食べる量も減らしているのに，血糖値が下がらない…

同じ量の食事を食べていても血糖値に差がありすぎて困る…

甘いものはこの先一生食べてはいけないの？

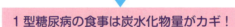

1型糖尿病の食事は炭水化物量がカギ！

Point!
- 考え方として，エネルギーではなく，食品に含まれる炭水化物量をもとにしたカーボカウント（p.64参照）を行います．
- 食事で摂取する炭水化物量を計算して，その量に見合った追加インスリン量（超速効型インスリン）を決める方法です．
- 食前に投与する超速効型インスリンの効果が，食事中の炭水化物によって起こる血糖上昇とよく相関することから，食前のインスリン量を炭水化物量によって増減することが追加インスリン調整に有用といえます．

糖尿病の食事療法

 Q 1型糖尿病の食事療法も食品交換表が基本なの？

- 2型糖尿病患者にとっては肥満や脂質異常症，高血圧を合併していることも多いため，体重コントロールと食事バランスを考慮するために役立つといえます．
- しかし，1型糖尿病患者では，インスリン注射で肥満をきたしやすいとはいえ，カーボカウントをうまく用いれば，血糖値は食事に合わせて調整することが可能となります．
- 糖尿病だからという制限ではなく，糖尿病でない人と同じように肥満にならないよう体重管理しながら食べることが大切です．

 Q 炭水化物だけをカウントしたら，蛋白質と脂質が過剰にならない？

- カーボカウントは，炭水化物を制限すれば蛋白質，脂質をいくら食べてもよいというわけではありません．
- 同じエネルギーの食事でも，その中に含まれる炭水化物量が多いときや少ないときがあるため，それに応じてインスリン量を調整します．
- 特別な場合を除いて一般的な食事が守られていれば，蛋白質と脂質が過剰になり肥満になることはないと考えます．

 Q 炭水化物以外の栄養素なら血糖値は上昇しないの？

- 蛋白質や脂質はカウントしないため，血糖上昇はしないと安心し，インスリンの見積りがおろそかになりがちです．
- 蛋白質や脂肪は，摂取後数時間経ってから血糖が上昇します．例えば焼肉を大量に食べた場合は，食後数時間後に血糖上昇をきたすことになります．

注意！

◎**夜，焼肉を大量に食べ，いつもよりカロリーが高いからと食前の超速効型インスリンを多く打った場合**

- 食後すぐには血糖上昇しないのにインスリン過多の状態になるので，低血糖を起こしてしまいます．その後睡眠中に血糖上昇し，朝に高血糖になります．
- 炭水化物以外の栄養素を過剰に摂取する場合は，インスリン注射の工夫が必要になります（「栄養素が血糖（ブドウ糖）に変わる速度」参照〈p.64〉）．

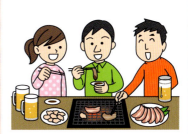

継続するためには？

Point！

◎**患者家族への精神的負担の軽減**
- 食事について不安なことがあれば傾聴し，楽しく食事ができるように接します．

◎**できるだけ正確に聴き取る**
- 食事の記録や携帯電話のカメラ機能などを活用し，食べた物や量，食べた時間を聴き取り，問題点を探ります．

◎**自己管理できるという実感をつかむ**
- 食べる量に見合ったインスリン量を打つことで，ある程度自由な食生活をしながら自己管理できるという実感が得られるようにします．

❖ 糖尿病の食事療法

妊娠糖尿病の食事療法

妊娠糖尿病は妊娠中に発症，あるいは初めて発見された，糖尿病に至っていない糖代謝異常です．巨大児や低出生体重児，先天奇形，子宮内発育遅延など悪影響を及ぼします．

食事療法の意義

Point!
- 規則正しい食生活により，血糖コントロールを良好に保ち，母体や胎児の発育に悪影響を及ぼさないようにします．

これも覚えておこう！　糖尿病合併妊娠
- 妊娠前から糖尿病が存在している妊婦の糖代謝異常は糖尿病合併妊娠であり，児の先天異常と母体の糖尿病合併症悪化を予防するために，妊娠前からの治療・管理が大切です．
- 妊娠中はインスリン需要が増えるため対応することが難しく，血糖コントロールが悪化しないよう注意が必要です．

食事療法の目的

Point!
- 母体の血糖値を正常化する．
- 妊娠中の適正な体重増加と胎児の発育に必要なエネルギー量を付加し，栄養素を配分する．
- 母体の空腹時，飢餓によるケトーシスを予防する．
- 授乳期の栄養補給をする．

MEMO　ケトーシス
- 脂肪を分解してエネルギーを作る際に産生される「ケトン体」の量が多すぎて，排出できなかったものが血液中にたまっている状態．

患者指導のポイント

エネルギー付加量

非肥満妊婦 (妊娠前体重BMI＜25)	→	妊娠前の標準体重×30kcal
肥満妊婦 (妊娠前体重BMI≧25)	→	妊娠全経過で標準体重×30kcal

＋
初期：50kcal
中期：250kcal
末期：450kcal

注意！　◎体重増加をみて調整し，体重が著しく減少するような極端な食事制限は避ける！

悪阻時の食事	水分補給と消化のよいさっぱりとしたもので補う（おかゆ・うどん・果物・ジュースなど）
食後高血糖・食前の低血糖・飢餓性ケトーシスの予防	1日の総エネルギー量を3回の食事と3～4回の間食に分食する
夜間の低血糖予防	就寝前に補食する
バランスのよい栄養素配分と蛋白質付加量	蛋白質の付加量　初期＋0g　中期＋5g　末期＋20g　授乳期＋15g
授乳期のエネルギー量	母乳ありは標準体重×30kcal＋350kcal程度のエネルギー量付加．母乳なしは付加量なし

◎妊娠中の血糖コントロールは医師と十分に連携し，厳格に行う

目標値

朝食前	70～100mg/dL
食後2時間	120mg/dL未満
HbA1c	5.8％未満

糖尿病の食事療法

エネルギー摂取量

ここでは，適正なエネルギー摂取量の求め方について具体例を用いて説明します．

 エネルギー摂取量の求め方

① 標準体重（kg）を求める…BMI法（Body Mass Index）を用いた求め方

標準体重（kg）＝身長（m）^{2}×22

> 標準的なBMIとして設定

BMI＝体重（kg）÷身長（m）^{2}
肥満度を表す指標として国際的に用いられている体格指数．
痩せ：18.5未満，普通体重：18.5以上25未満，肥満：25以上（日本肥満学会基準値）

② エネルギー摂取量（kcal）を求める

エネルギー摂取量（kcal）＝身体活動量（kcal/kg）×標準体重（kg）

> 身体活動量（kcal/kg）とは身体を動かす程度によって決まる消費エネルギー量（kcal/kg）

身体活動量のめやす

軽い労作（デスクワークが多い職業など）	25～30kcal/kg
普通の労作（立仕事が多い職業など）	30～35kcal/kg
重い労作（力仕事の多い職業など）	35～kcal/kg

> 減量の必要がある人は25kcal/kgから始めましょう！

 【例】エネルギー摂取量を求めてみよう！

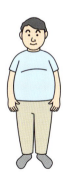

55歳 男性
仕事：デスクワーク中心
身長：170cm
体重：86.7kg
BMI：30

① 標準体重（kg）＝(1.7)^2×22
　　　　　　　　＝63.6（kg）

> この男性はデスクワークが多い職業のため，身体活動量は25～30（kcal/kg）を選択

② **エネルギー摂取量（kcal）**
＝25～30（kcal/kg）×63.6（kg）
＝1,590～1,908（kcal）
≒1,600kcal

> BMI30と肥満のため，身体活動量は低いほうの25kcal/kgで設定

はじめての糖尿病看護 57

❖ 糖尿病の食事療法

必要栄養素とそのバランス

エネルギー摂取量の範囲内で蛋白質・脂質・炭水化物，その他の栄養素をバランスよく摂取することが基本です．

バランスのとれた栄養素の配分とは

エネルギー源や，身体の組織を作る栄養素　　　　　　　身体の調子を整える栄養素

炭水化物 ＋ 蛋白質 ＋ 脂質　＋　ビタミン ＋ ミネラル ＋ 食物繊維

　　　　3大栄養素

Point!
- 各栄養素が過不足なく，バランスがとれていることが大切です．

3大栄養素のバランス

- 炭水化物（g）＝エネルギー摂取量（kcal）の50〜60%
- 蛋白質（g）＝標準体重1kgあたり1.0〜1.2g
- 脂質（g）＝エネルギー摂取量（kcal）から炭水化物と蛋白質を差し引いた量

◎食物繊維は積極的に摂取しましょう

- 合併症予防のためには食物繊維を積極的に摂取しましょう．
  → 1日20〜25g以上
- 食物繊維は，食後の血糖値上昇を抑制し，血清コレステロール，中性脂肪（トリグリセライド：TG）の増加を防ぎ，便通を改善する作用があります．

【例】 エネルギー摂取量（kcal）＝1,600kcalの場合
- 炭水化物（g）＝1,600（kcal）の50〜60%
  ＝800〜960（kcal）
  ※グラムに換算すると＝200〜240（g）
- 蛋白質（g）＝63.6（kg）×1.0〜1.2g＝63.6〜76.3（g）
  ※エネルギーに換算すると＝254〜305（kcal）
- 脂質（g）
  ※炭水化物：60%，蛋白質：標準体重×1.2gの場合
    1,600（kcal）－炭水化物960（kcal）－蛋白質305（kcal）
    ＝335（kcal）
  ※グラムに換算すると＝37.2（g）

炭水化物と蛋白質は1g＝4kcal

脂質は1g＝9kcal

脂質 21%
蛋白質 19%
炭水化物 60%

1,600kcalのバランス	炭水化物	蛋白質	脂質
エネルギー摂取量に対する割合	60%	19%	21%
エネルギーで表示すると	960kcal	305kcal	335kcal
グラムで表示すると	240g	76.3g	37.2g

糖尿病の食事療法

【例】1,600kcalの人の食事バランスを考えよう！

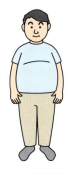

先生にエネルギー1,600kcalで調整してくださいといわれました．どうすればいいですか？

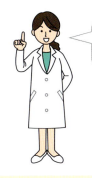

主食・主菜・副菜をそろえる意識をしましょう！バランスを簡単に説明します

1食あたりのめやす

主食

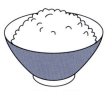

ごはん　160g

◎主食（ごはん）量を決めましょう！
- 1食あたりのごはん量の目安は指示エネルギーの"0"を1つ取ったグラムと覚えましょう．
- 1,600kcal →（0を取ると…）160g

主菜

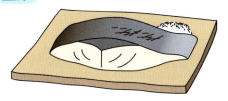

◎主菜（魚・肉・卵・大豆製品）料理は手のひらのサイズ！
- 手のひらのサイズ・厚さをめやすに，1食あたり魚・肉・卵・大豆製品のうち1品（80～100g）です．
- ただし砂糖をたくさん使用する献立は避けましょう．

副菜

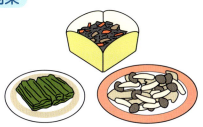

◎野菜類・きのこ・海藻料理は両手のひら1杯をめやすに！
- 野菜やきのこ・海藻料理は食物繊維が豊富です．
- 血糖値やコレステロール上昇を抑える働きがあるので，積極的に摂取しましょう．
- 加熱すれば，量もたくさん食べられます．

◆ 糖尿病の食事療法

食品交換表

食事療法を行う際に，どんな食品をどの程度食べたらよいかわからないことが多いのではないでしょうか．ここでは糖尿病の食事療法の1つである「食品交換表」について説明します．

食品群の分類

> **Point!**
> ● 食品交換表では，私たちが日常食べている多くの食品を，含まれている栄養素によって6つの食品グループ（6つの表）と調味料に分けてあります．
> ● それぞれの表から，どのような栄養素が摂取できるのか知っておきましょう．

食品分類表 日本糖尿病学会, 1965. 一部改正, 1993, 2013

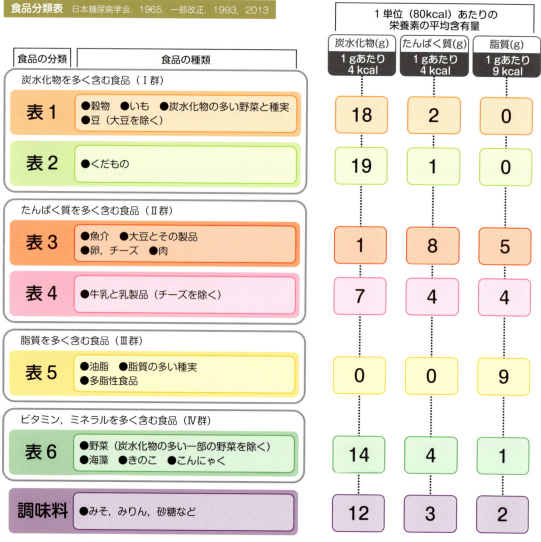

食品の分類	食品の種類	炭水化物(g)	たんぱく質(g)	脂質(g)
炭水化物を多く含む食品（Ⅰ群）				
表1	●穀物 ●いも ●炭水化物の多い野菜と種実 ●豆（大豆を除く）	18	2	0
表2	●くだもの	19	1	0
たんぱく質を多く含む食品（Ⅱ群）				
表3	●魚介 ●大豆とその製品 ●卵，チーズ ●肉	1	8	5
表4	●牛乳と乳製品（チーズを除く）	7	4	4
脂質を多く含む食品（Ⅲ群）				
表5	●油脂 ●脂質の多い種実 ●多脂性食品	0	0	9
ビタミン，ミネラルを多く含む食品（Ⅳ群）				
表6	●野菜（炭水化物の多い一部の野菜を除く） ●海藻 ●きのこ ●こんにゃく	14	4	1
調味料	●みそ，みりん，砂糖など	12	3	2

1単位（80kcal）あたりの栄養素の平均含有量
炭水化物(g) 1gあたり 4kcal／たんぱく質(g) 1gあたり 4kcal／脂質(g) 1gあたり 9kcal

日本糖尿病学会編・著：糖尿病食事療法のための食品交換表 第7版，13頁，日本糖尿病協会・文光堂，2013より引用

食べる量を量るものさし【1単位＝80kcal】

Point!

- 80kcalを1単位として，それぞれの食品1単位分の重さ（g）を示しています．
- 主治医や管理栄養士が1日の指示単位と各表への振り分けを示します．
- それに従って患者自身が食品を選択することで，理想的な栄養バランスの食事を摂ることができます．

> 1単位80kcalとなっているのは，日本人が日常の生活でよく食べる量が80kcalまたはその倍数になっているためです

いろいろな食品の1単位にあたる量

表1の食品

ごはん　50g
小さい茶碗軽く半杯

食パン　30g
1斤6枚切りの約半枚

中華麺（蒸し）　40g
約1/3袋

じゃがいも　110g
中1個

表3の食品

鶏卵　50g
1個

あじ　60g（可食部）
中1尾

豆腐（木綿）100g
約1/4丁

鶏肉ささみ　80g
約2本

表2の食品

りんご　150g（可食部）
約半個

みかん　200g（可食部）
約2個

表6の食品

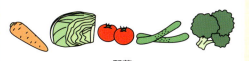
野菜
いろいろ組み合わせて300g

❖ 糖尿病の食事療法

同じ表の食品と交換する

Point!
- 食品交換表は，同じ表の食品同士を交換することで栄養素の調整を考えなくても自然と栄養素のバランスがとれるしくみになっています．
- そのため違う表の食品とは交換できない原則があります．

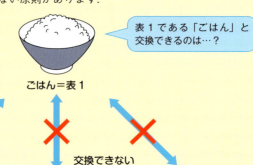

表1である「ごはん」と交換できるのは…？

ごはん＝表1

交換できる ○　　交換できない ×　×

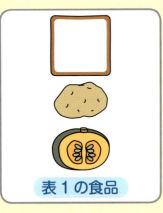
表1の食品

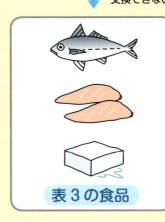
表3の食品

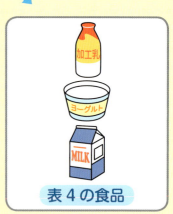
表4の食品

Q 同じ表と交換できる食品はどれでしょう？
① ごはん50g（小さい茶碗軽く半杯）　と　かぼちゃ90g（小1/8個）
② みかん200g（中2個）　と　アボカド40g（大1/4個）
③ 牛乳120g　と　プロセスチーズ20g

A ①
解説②：アボカドは食物繊維を多く含んでいますが，多脂性食品（表5）であり，みかん（表2）とは交換しません．
　　③：チーズは乳製品ですが，牛乳とは栄養組成がかなり違い，炭水化物が少なく蛋白質や脂質が多い食品（表3）であり，牛乳（表4）とは交換しません．

注意！
- 最初のうちは，食品交換表の各表に示してある目標に頼らず，重量を実際に計測し把握しましょう．目安量がわかり，目安量で料理ができたり，できあがった料理から自分の食べる量を見積もれたりするようになります．

糖尿病の食事療法

食品交換表の使い方

Point!

- 患者の，①指示されたエネルギー摂取量，②食事に占める炭水化物の割合が決まれば，配分例を参考に，患者の食習慣や嗜好などを考えてどの表から何単位とるか決めます．
- そして，表1，表3，表6の食品の1日の指示単位を3食の食事に均等に分け，表2，表4の食品は食事に入れるか間食とします．

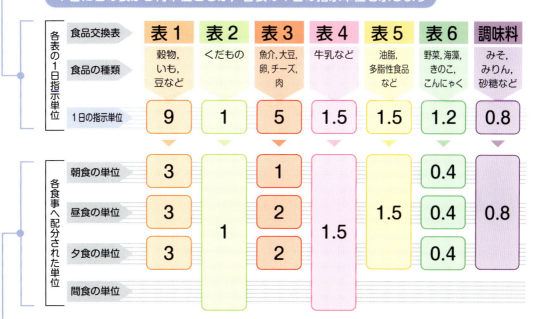

日本糖尿病学会編・著：糖尿病食事療法のための食品交換表 第7版，18頁，日本糖尿病協会・文光堂，2013より引用

注意！

- 炭水化物の割合を「55%」「50%」にすると，蛋白質が標準体重あたり1.2gを超え，比較的多めの配分になります．糖尿病腎症第2期以降の人は使用しない場合があります．
- 炭水化物含量が少ないと，脂質の摂取過多につながることもあり，注意が必要です．

◆ 糖尿病の食事療法

カーボカウント

カーボカウントは，食事中の炭水化物量（カーボ量）を計算（カウント）することで，血糖値を調整しようという考え方です．

 ## カーボカウントとは

カーボカウントのメリット

- 炭水化物量に合わせてインスリン量を見積もることで，よりきめ細かな血糖コントロールができます．
- 外食や急な付き合いにも対応できます．
- 食事内容がある程度自由になり，食事療法のストレスが減ります．

注意！ ◎カーボカウント＝カウントすればどれだけ食べてもよいわけではない！

◎カウントしているのは炭水化物量のみ！
- 蛋白質や脂質は遅れて血糖値上昇を起こします．夕食に高蛋白食や高脂質食を食べると夜間～翌朝にかけて血糖が高くなります．昼間の場合はその次の食前血糖値に影響を与えます．

◎摂取エネルギーが過剰になると，肥満につながる
- 健康な人であっても，必要以上に食べることは決してよい食事とはいえません．
- 肥満は代謝異常を引き起こし，インスリンの効きも悪くします．

◎好きなものばかり食べていると，栄養バランスが崩れる
- 偏った不規則な食事を続ければ，脂質異常症や高血圧症を引き起こし，合併症のリスクが高まるおそれがあります．

つまり，バランスのよい食事を理解・実行できることが大前提！

 ## 基礎カーボカウント

基礎カーボカウントとは

- 食品とその中に含まれる栄養素や食後血糖値の関係を学ぶこと
- すべての糖尿病患者が適応

炭水化物（カーボ）とは

- 炭水化物は身体の主要なエネルギー源で1g＝4kcalのエネルギーを産生します．
- 脳では，ブドウ糖（糖質）が唯一の栄養源であるため，炭水化物は大変重要な栄養素です．
- 炭水化物だけが急速に血糖値を上昇させる働きを持っています．

栄養素が血糖（ブドウ糖）に変わる速度

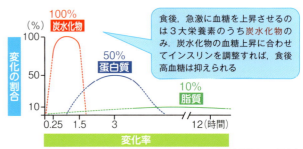

食後，急激に血糖を上昇させるのは3大栄養素のうち炭水化物のみ．炭水化物の血糖上昇に合わせてインスリンを調整すれば，食後高血糖は抑えられる

文献1より引用，一部改変

炭水化物（カーボ）の数え方

Point!
- 炭水化物量の単位を「カーボ」といいます．
- まずは，定義を覚えましょう！

$$炭水化物\ 10g = 1\ カーボ$$

> カーボは0.5ずつ区切って表します

カーボ量	炭水化物量（g）
0カーボ	0〜2.4
0.5カーボ	2.5〜7.4
1.0カーボ	7.5〜12.4
1.5カーボ	12.5〜17.4
2.0カーボ	17.5〜22.4

炭水化物＝糖質＋食物繊維

Point!
- 炭水化物は，消化されて糖質になり身体のエネルギーになるものと，消化されない食物繊維に分けられます．
- しかし，炭水化物を多く含む食品中の食物繊維の量は糖質量に比べて微量なため，カーボカウントにおいては「炭水化物≒糖質」と考えます．

炭水化物
- 糖質
  - 合成甘味料
  - 糖類
    - 単糖類（ブドウ糖）
    - 二糖類（ショ糖・乳糖）
  - 三糖類以上
    - オリゴ糖
    - でんぷん
  - 糖アルコール
- 食物繊維

炭水化物（カーボ）を多く含む食品

> 数えなくてよいものに惑わされないように！

炭水化物（カーボ）を多く含む食品＝カーボカウントする食品

Point!
- 食品交換表の中では，表1（主食）・表2（果物）・表4（乳製品）・調味料・嗜好品をカウントすると覚えるとよいでしょう！

穀類	ごはん，パン，麺類，お好み焼き，たこ焼き，ピザ　など
いも類	じゃがいも，里いも，山いも，さつまいも　など
一部の野菜と種実類	かぼちゃ，とうもろこし，栗，れんこん　など
果物	果物全般
牛乳・乳製品	チーズ以外の牛乳・乳製品
一部の調味料	砂糖，はちみつ，みりん，ソース，ケチャップ，ルー　など
菓子類	菓子全般，ジュース，ジャム　など
アルコール	ビール，ワイン，日本酒　など

炭水化物（カーボ）の少ない食品＝カーボカウントしない食品

Point!
- 食品交換表の中では，表3（肉・魚・卵・大豆製品），表5（油脂類），表6（野菜類）はカウントしない！

肉類	牛肉，豚肉，鶏肉，ウインナー，ハムなどの加工品　など
魚介類	魚，貝，いか，えび，たこ，ちくわなどの練り製品　など
卵・チーズ	
豆類	豆腐，厚揚げ，大豆，納豆　など
油類	バター，マーガリン，サラダ油，マヨネーズ　など
野菜・海藻類	
調味料・人工甘味料	塩，しょうゆ，料理酒，ドレッシング，人工甘味料
アルコール	焼酎，ウイスキー　など

❖ 糖尿病の食事療法

Q 次の食品のうち，血糖値を上げやすい食品はそれぞれどちらでしょう？
① ごはん・魚　　　② 砂糖・塩　　　　　③ ジャム・バター
④ 豆腐・パスタ　　⑤ じゃがいも・トマト　⑥ 卵・とうもろこし

A ① ごはん　② 砂糖　③ ジャム　④ パスタ　⑤ じゃがいも　⑥ とうもろこし

食品中のカーボ量

● 炭水化物の多い食品や普段よく食べる主食のカーボ量を把握しておくと，計算が楽になります．

ごはん（g）	炭水化物（g）	カーボ数
100	37.1	3.5
120	44.5	4.5
140	51.9	5.0
160	59.4	6.0
180	66.8	6.5

その他の食品	炭水化物（g）	カーボ数
食パン6枚切　1枚	28.0	3.0
うどん1玉（ゆで）240g	51.8	5.0
そば1玉（ゆで）200g	52.0	5.0
中華麺1玉（ゆで）200g	58.4	6.0
スパゲッティ1食（ゆで）200g	56.8	5.5
じゃがいも1個（120g）	19.0	2.0

カーボの見積もりのコツ

Point!

● 調理方法でもカーボ量は変化します．目安を覚えてしまいましょう！

◎ いも類・かぼちゃ・れんこんの見積もり　　　◎ 主菜（大きい皿料理）の見積もり

じゃがいも1個
（約100g）の大きさ
2カーボ

卵1個（約50g）の
大きさ
1カーボ

焼き魚
0カーボ

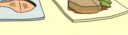
照焼
1カーボ

煮魚
1カーボ

フライ・天ぷら
1～2カーボ

◎ 副菜（小さい皿料理）の見積もり

酢の物，煮物，味噌和え，甘味噌などの小さいおかずは，1品あたり0.5カーボ

実際にカーボの見積もりをしてみましょう！

献立	カーボ数
ごはん160g	6.0
さばの塩焼き	0
付け合わせ（キャベツ・大根おろし）	0
たけのこのおかか煮	0.5
すまし汁	0
野沢菜漬け	0
オレンジ50g	0.5
合計	7.0

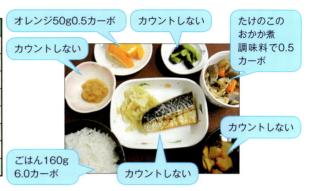

- オレンジ50g 0.5カーボ
- カウントしない
- カウントしない
- たけのこのおかか煮 調味料で0.5カーボ
- カウントしない
- ごはん160g 6.0カーボ
- カウントしない

献立	カーボ数
ごはん160g	6.0
煮魚	1.0
金時豆の煮物	2.0
もやし酢の物	0.5
すまし汁	0
合計	9.5

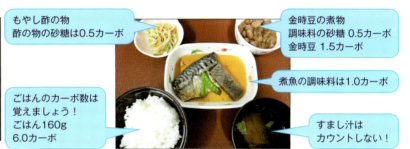

- もやし酢の物 酢の物の砂糖は0.5カーボ
- 金時豆の煮物 調味料の砂糖 0.5カーボ 金時豆 1.5カーボ
- ごはんのカーボ数は覚えましょう！ ごはん160g 6.0カーボ
- 煮魚の調味料は1.0カーボ
- すまし汁はカウントしない！

献立	カーボ数
ごはん160g	6.0
天ぷら盛り合わせ（天つゆ・大根おろし）	2.0
里いもの煮物	1.5
ねぎの味噌和え	0.5
りんご1/4個	1.0
合計	11.0

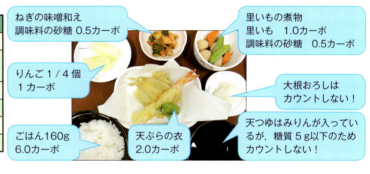

- ねぎの味噌和え 調味料の砂糖 0.5カーボ
- 里いもの煮物 里いも 1.0カーボ 調味料の砂糖 0.5カーボ
- りんご1/4個 1カーボ
- 大根おろしはカウントしない！
- ごはん160g 6.0カーボ
- 天ぷらの衣 2.0カーボ
- 天つゆはみりんが入っているが、糖質5g以下のためカウントしない！

栄養成分表示の見方

Point!
- 市販品には栄養成分表示があるので参考にしましょう．

例1

1食分(17.6g)の標準栄養成分
エネルギー 76kcal　炭水化物 12g
たん白質 1.0g　ナトリウム 410mg
脂　質 2.6g　（食塩相当量 1.0g）

- 1食（17.6g）あたり，炭水化物は12g入っている
- 炭水化物12g → 1カーボ

❖ 糖尿病の食事療法

例2

栄養成分 1箱(50g)当たり
エネルギー 302kcal たんぱく質 4.5g 脂質 21.3g
炭水化物 23.2g ナトリウム 0mg

- 1箱50gあたり，炭水化物は23.2g入っている
- 内容量は50g（3枚）であるため，1枚食べたときの炭水化物量は
  23.2÷3＝7.73g≒8g→ 1カーボ

●名称：チョコレート ●原材料名：カカオマス（ブラジルトメアスー産カカオ豆90%以上使用）砂糖，ココアバター，乳化剤，（原材料の一部に乳成分，大豆を含む） ●内容量：50g(3枚)
●賞味期限：この面の下部に記載 ●保存方法：28℃以下の涼しい場所で保存してください．

例3

栄養成分表示(1個(160g)当り) エネルギー 0kcal たんぱく質 0g 脂質 0g 炭水化物 11.0g
ナトリウム 26mg カリウム 60mg リン 0mg （食塩相当量 0.07g）
※0kcalの糖質（エリスリトール）を使用して作りました．
※栄養表示基準に基づき、100g当り5kcal未満を0kcalとしています．

- 1個（160g）あたり，エネルギー0kcal, 炭水化物11.0g
- 炭水化物に数値があってもエネルギー0kcalであれば血糖値は上がらない→ 0カーボ

 これも覚えておこう！ 栄養成分表示の注意点

表示例	血糖値
エネルギーゼロ	上がらない
糖質ゼロ	食直後は上がらない
糖類ゼロ・シュガーレス ノンシュガー・無糖	血糖値が上がる場合がある 栄養成分表示を見よう

 Point!
- 「ゼロ，レス，ノン，無」は糖質または糖類が100g（または100mL）中に0.5g以下の場合に表示されます．

応用カーボカウント

応用カーボカウントとは

- 食品中の炭水化物量と速効型・超速効型インスリン投与量をマッチさせることを学ぶこと
- 1型糖尿病患者，または強化インスリン療法中の2型糖尿病患者が適応
- 「食事インスリン」と「補正インスリン」に分けてインスリン量を調整します．

食事インスリン

食事インスリン＝食事を摂取することで上がる血糖値を下げるために必要なインスリン量

⬇

食事のカーボ量×インスリン／カーボ比（I/C比）

インスリン／カーボ比（I/C比）	1カーボの炭水化物を摂ったときに必要な超速効型インスリン量

例）インスリン／カーボ比＝1.5……炭水化物を1カーボ摂ったときに，インスリンが1.5単位必要ということ

 インスリン／カーボ比＝1.2の人が，5カーボの食事を食べるときに必要な食事インスリンは何単位でしょう？

　　5（カーボ）×1.2（インスリン／カーボ比）＝ 6　　　**A** 6単位

補正インスリン

補正インスリン＝食前の血糖値を目標血糖値まで下げるために必要なインスリン量

⬇

（食前血糖値ー目標血糖値）÷インスリン効果値

インスリン効果値	1単位のインスリンで血糖値がどれだけ下がるかを示す値

例）インスリン効果値＝50……インスリンを1単位打つと，血糖値が50mg/dL下がることを示す

Q インスリン効果値＝50の人が，血糖値300mg/dLから目標血糖値150mg/dLまで下げるために必要な補正インスリンは何単位でしょう？

300（mg/dL）－150（mg/dL）＝150（mg/dL）

150（mg/dL）÷50（インスリン効果値）＝3   **A** 3単位

インスリン量の決め方

食事インスリン
食事で上がる血糖値を下げるために必要なインスリン量

★食事のカーボ量×インスリン/カーボ比

補正インスリン
食前の血糖値を目標血糖値まで下げるために必要なインスリン量

★（食前血糖値ー目標血糖値）÷インスリン効果値

⬇

食前に打つ超速効型インスリンの総単位数

Q 次の条件のとき，食前に必要な超速効型インスリンの総量は何単位でしょう？

食事のカーボ量	：5カーボ
インスリン/カーボ比	：1.0
食前血糖値	：260mg/dL
目標血糖値	：110mg/dL
インスリン効果値	：50

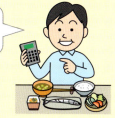

食事しよう〜
その前にインスリン量を計算しなきゃ！

食事インスリン：5（カーボ）×1.0（インスリン/カーボ比）＝5
補正インスリン：(260mg/dL－110mg/dL)÷50＝3
食前に打つ超速効型インスリンの単位：5（食事インスリン）＋3（補正インスリン）＝8（単位）

A 8単位

引用・参考文献

1) 池田義雄ほか訳．糖尿病教室パーフェクトガイド．医歯薬出版，2001．
2) 日本糖尿病学会編・著．糖尿病食事療法のための食品交換表 第7版．日本糖尿病協会・文光堂，2013．

MEMO

第4章
糖尿病の運動療法

❖ 糖尿病の運動療法

運動の効果と種類

運動療法は糖尿病治療の基本の1つです．運動中から運動後数時間まで血糖値が低下する「急性効果」と，運動を一定期間継続することによってインスリン抵抗性が改善する「慢性効果」があります．

 急性効果（すぐに効果が現れる）

運動による血糖値の低下

Point!
- 運動時には，骨格筋の収縮で糖輸送担体4（GLUT4）が細胞膜に移動（トランスロケーション）することにより，骨格筋細胞にブドウ糖が取り込まれます．その結果，血糖値が低下します．
- 運動は，インスリンの作用がなくても筋肉内へのブドウ糖の取り込みを可能にしてくれます．

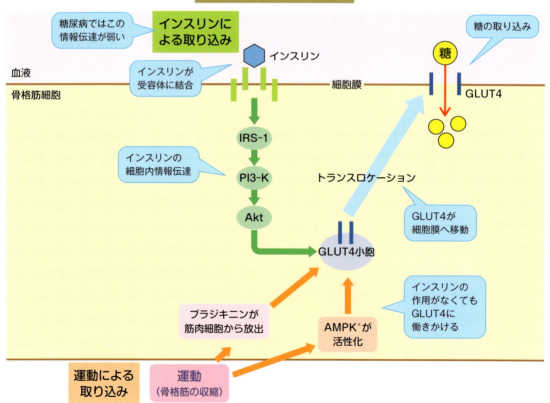

＊：AMP活性化たんぱく質リン酸化酵素

糖尿病の運動療法

慢性効果（じっくり効果が現れる・トレーニング効果）

運動の影響

Point!
- 運動はGLUT4の数も増やすといわれており、ブドウ糖の取り込みを促進します．
- 遊離脂肪酸やTNF-αと呼ばれる悪玉アディポサイトカインが減少し，筋肉から「マイオカイン」が分泌され，アディポネクチンやレプチンなどの善玉アディポサイトカインが増加して，インスリン抵抗性が改善される効果があります．
- 高血圧や脂質異常症を改善させ，冠危険因子を低下させます．
- 体力・持久力を改善し，QOLを高め，うつの予防効果もあるといわれています．

MEMO：マイオカイン
- 筋肉は収縮する臓器としてのみ考えられていましたが，筋肉細胞からサイトカインやペプチドが分泌されることがわかり，これらを「マイオカイン」と呼びます．

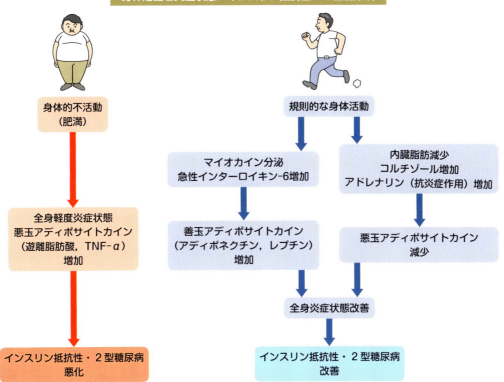

身体活動と炎症状態・インスリン抵抗性・2型糖尿病

その他の効果
- リラクゼーション
- 認知症予防
- がん予防
- ポジティブ思考

Point!
- 運動の効果は3日以内で低下し，1週間で消失するといわれています．

はじめての糖尿病看護

◆ 糖尿病の運動療法

有酸素運動とレジスタンス運動

運動の種類は，有酸素運動とレジスタンス運動に分けられます．

運動の種類

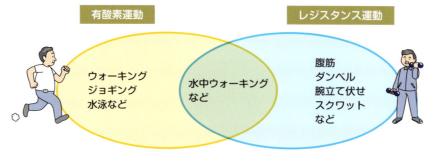

有酸素運動

> **Point!**
> ● 酸素を利用し，主に糖質と脂質を代謝してエネルギーを作り出して筋活動を行う運動であり，長時間持続して行うことが可能です．

代表的な有酸素運動

- ウォーキング
- ジョギング
- サイクリング
- エアロビクス
- 水泳　など

有酸素運動のめやす

> **Point!**
> ● 週3日以上・合計150分行う．
> ● 運動の効果が低下するので，なるべく3日間以上空けないようにする．
> ● まとまった時間がとれるときは，1回10～30分間程度行う．
> ● 体力があっても，1回あたり60分を限度とする．

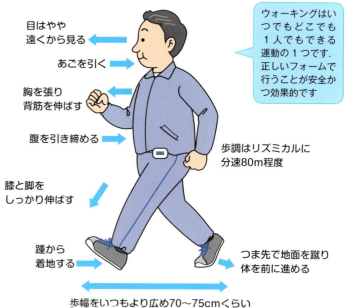

正しいウォーキング姿勢

- 目はやや遠くから見る
- あごを引く
- 胸を張り背筋を伸ばす
- 腹を引き締める
- 膝と脚をしっかり伸ばす
- 踵から着地する
- つま先で地面を蹴り体を前に進める
- 歩調はリズミカルに分速80m程度
- 歩幅をいつもより広め70～75cmくらい

ウォーキングはいつでもどこでも1人でもできる運動の1つです．正しいフォームで行うことが安全かつ効果的です

文献1を参考に作成

糖尿病の運動療法

レジスタンス運動

Point!
- 骨格筋の収縮に対して，一定以上の抵抗をかけて行う運動です．
- 抵抗をかけることによって，骨格筋は強くなり筋線維も大きくなります．

レジスタンス運動のめやす

ダンベルやチューブ，機械を使って負荷をかけると，より効果的

Point!
- 週2日以上行う．
- 自分の体重を負荷して腹筋，背筋，腕立て伏せなどを行う．

職場でできる運動の例

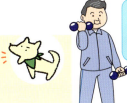

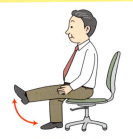
膝伸ばし

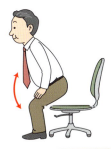
ハーフスクワット

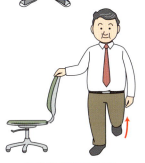
片足立ち30秒

自宅でできる運動の例

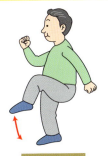
もも上げ

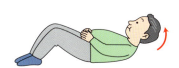
腹筋

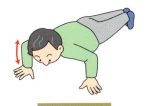
腕立て伏せ

Point!
- トレーニングジムに行かなくてもレジスタンス運動はできます．

注意!
◎息を止めて強い負荷をかけると，急激に血圧が高くなることがあるので，息を止めずに行ってもらう必要があります．

第4章

はじめての糖尿病看護 75

◆ 糖尿病の運動療法

運動療法の指導

患者の糖尿病の病状や血糖コントロール状態に応じて，運動の「種類」「強度」「時間」「頻度」などを決定します．また，運動療法を効果的に，危険の少ない方法で進めるための注意事項を説明する必要があります．

種類

Point!
- 有酸素運動とレジスタンス運動の併用が，それぞれ単独での実施と比べてHbA1cを低下させるといわれています．

強度

Point!
- 最大酸素摂取量の40～60％程度で，自覚的運動強度（RPE）が「楽に感じる」～「ややきつい」と感じる軽く息が弾むくらいの強度が至適運動とされています．
- 心拍数100～120拍/分の運動は，最大酸素摂取量の50％程度に相当します．

目標心拍数（カルボーネン法の計算式）

最大［（220－年齢）－安静時心拍数］×0.5～0.7＋安静時心拍数
- 50歳未満：100～120拍/分
- 50歳以上：100拍以内/分

自覚的運動強度（RPE）と心拍数

標示	自覚度	強度（％）	心拍数（拍/分）
20	もうだめ	100.0	200
19	非常にきつい	92.9	
18		85.8	180
17	かなりきつい	78.6	
16		71.5	160
15	きつい	64.3	
14		57.2	140
13	ややきつい	50.5	
12		42.9	120
11	楽に感じる	35.7	
10		28.6	100
9	かなり楽に感じる	21.4	
8		14.3	80
7	非常に楽に感じる	7.1	
6	（安静）	0.0	60

MEMO 最大酸素摂取量
- 有酸素運動能力（体力，全身持久力）の指標
- その人が行う最も強い運動時における酸素摂取量を指す．

100kcal消費する運動と時間の例（体重60kgの場合）

強度	種類	時間
軽い運動	軽い散歩	30分前後
	軽い体操	30分前後
やや強い運動	ウォーキング（速歩）	25分前後
	自転車（平地）	20分前後
	ゴルフ	20分前後
強い運動	ジョギング（強い）	10分前後
	自転車（坂道）	10分前後
	テニス	10分前後
激しい運動	バスケット	5分前後
	水泳（クロール）	5分前後

文献2を参考に作成

糖尿病の運動療法

時間

Point!
- 糖質・脂質の効率のよい燃焼のためには20分以上持続することが望ましいです。しかし、糖代謝を改善させるには、「運動」だけでなく「生活活動」を含めた「身体活動量」を増やすことが有用であるといわれています。
- 1日の運動量としては、日常生活全体で約1万歩、160～240kcal程度が適切です。
- 食後の血糖上昇を抑えるには、食後1～2時間に行うことが効果的です。

生活活動
普段の生活での身体活動
(例：通勤で歩く，仕事で歩く，買い物，炊事，洗濯など)

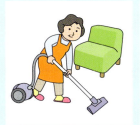

＋

運動
健康のためなどに計画され、意図的になされる身体活動

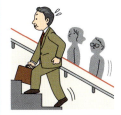

＝ 身体活動

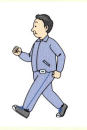

頻度

Point!
- 週に3～5日以上行うように指導します。
- 細切れでも週に通算150分以上の運動を行うと減量や血糖コントロールに効果的です。
- NEATは、身体活動によるエネルギー消費の大部分を占めるので、NEATを増やすことも大切です。

MEMO　NEAT
- 非運動性熱産生（non-exercise activity thermogenesis）
- 基本姿勢の保持や家事、買い物、通勤の移動、余暇活動など、身体を鍛えるための「運動」とは違い、「生活活動」の中の運動量を表す。

注意！
◎運動療法を禁止あるいは制限したほうがよい場合
- 合併症を持つ患者は、合併症の内容や程度により運動療法を禁止あるいは制限したほうがよい場合があるので、医師の指示を確認する必要があります。

①糖尿病の代謝コントロールが極端に悪い場合（空腹時血糖値250mg/dL以上、または尿ケトン体中等度以上陽性）
②増殖網膜症による新鮮な眼底出血がある場合（眼科医と相談する）
③腎不全の状態にある場合
④虚血性心疾患（とくに無症候性〈無痛性〉心筋虚血への注意が必要）や心肺機能に障害のある場合（専門の医師の意見を求める）
⑤骨・関節疾患がある場合（専門の医師の意見を求める）
⑥急性感染症
⑦糖尿病壊疽
⑧高度の糖尿病自律神経障害
※これらの場合でも日常生活における体動が制限されることはまれであり、安静臥床を必要とすることはない

文献2より引用

❖ 糖尿病の運動療法

運動療法の実際

メディカルチェック

Point!
- 糖尿病の状態
- 合併症の有無・程度
- その他の病気（整形外科的疾患など）
- 「禁止あるいは制限したほうがよい場合」にあてはまらないか（p.77参照）

注意して進める例
- メタボリックシンドローム
- 高度肥満
- 高齢者
- インスリン治療中
- 罹病10年以上
- 軽度の糖尿病合併症
- 血糖コントロール不十分
- 軽症高血圧症　など

ライフスタイルのチェック

Point!
- 生活習慣や生活リズムは人によって大きく違います．無理なくできる計画を立てるためにくわしく話を聴きます．
  ◎ 1日の生活パターン
  ◎ 1週間の生活パターン
  ◎ 仕事の有無・内容など

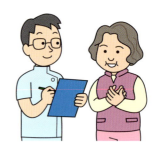

ウォーミングアップ，クールダウン

Point!
- 運動前後にストレッチなどを行います．
- ストレッチにはけがを予防したり，疲れを早く取ったりする効果があります．

服装，靴

Point!
- 動きやすく，体温調整できる服を選びます．
- 靴下を着用し，靴はスニーカーやウォーキングシューズなど足に負担のかからないサイズの合ったものを選ぶことが大切です（第7章〈p.129〉も参照）．

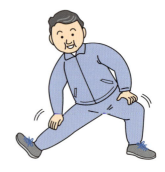

ウォーキングに適した服装の例

暑い時期
- メッシュ素材
- 吸湿・放湿性のよい素材で，ゆったりしたもの

寒い時期
- ウール素材
- 薄手の服を重ね着する
- ウインドブレーカーなど保温性のよい上着をはおる

糖尿病の運動療法

靴の選び方

- 靴ずれ・胼胝（べんち）予防のため靴の中で足が動かないよう，ひも，または面ファスナー式のものがよい
- 履いたときの余りが少なく，踵のカーブがフィットしているもの
- 柔軟性のよい素材
- 履いたときのつま先に指1本程度（10〜15mm）余裕があるもの
- 重心移動が滑らかにできるよう，つま先が上がっているもの
- 踵は，クッション性に富んだ3cmくらい厚みのあるもの

水分補給

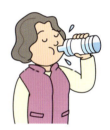

Point!
- 脱水は心臓や血管に負担をかけるので，こまめに水分補給を行うよう指導します．
- 運動前にコップ1〜2杯（250〜500mL），その後1時間ごとに500mL程度補給します．
- 種類は，日常の運動では水やお茶でよいです．ジュースやスポーツドリンクは血糖のコントロールが乱れるので，特別な場合を除いて摂取をすすめません．

低血糖およびシックデイ

Point!
- 薬物治療をしている人は，空腹時の運動を避け，低血糖を起こさないよう気をつけることが大切です．
- 低血糖対策にブドウ糖や砂糖を携帯するよう指導します．
- 遅発性の低血糖を起こすこともあるので，運動量がいつもと違うときは注意が必要です．
- シックデイのときは，運動を休むよう説明しておきます．

 ◎運動療法を始めること，継続していくことについて思いを聴く
- 一方的な指導は，抵抗を招きます．
- 運動療法に対する思いを聴き，心理的背景を考慮し，一緒に運動計画を立てていくことが大切です．

引用・参考文献
1) 佐藤祐造編著. 糖尿病運動療法指導マニュアル. 南江堂, 2011, 14.
2) 日本糖尿病学会編・著. 糖尿病治療ガイド2016-2017. 文光堂, 2016, 47.

MEMO

第5章
糖尿病の薬物療法

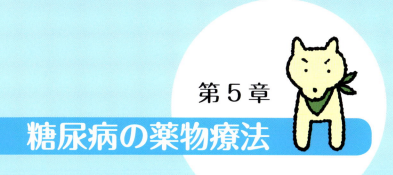

◆ 糖尿病の薬物療法

糖尿病に用いる血糖降下薬の種類

1型糖尿病の病態はインスリン分泌不全が主なので、インスリン製剤が使用されます。一方、2型糖尿病の病態はインスリン分泌不全とインスリン抵抗性が複雑に関連しているため、患者の病態に応じて使用される薬が異なります。

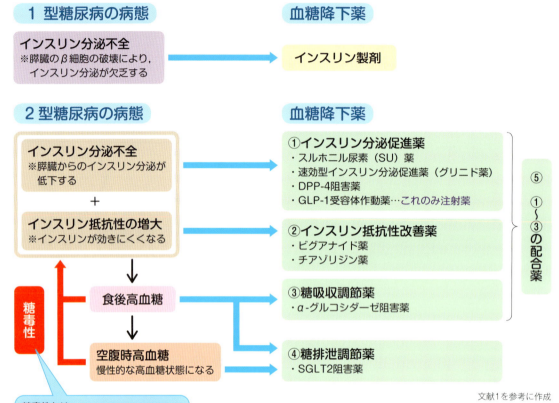

文献1を参考に作成

● 各薬剤の一般名・商品名については、参考資料（p.134〜）参照。

インスリン分泌不全

- 日本人はインスリン分泌能が欧米人に比べて半分程度[2]といわれている。
- インスリン分泌不全は、糖尿病発症前（境界型糖尿病〈p.14参照〉）の時点からみられる[3,4]。

インスリン抵抗性

- 内臓脂肪細胞への中性脂肪の過剰蓄積による内臓脂肪細胞の肥大と肝細胞、骨格筋細胞内への中性脂肪の過剰蓄積により、悪玉因子（遊離脂肪酸、TNF-α、MCP-1など）が増加し、善玉因子（アディポネクチン）が低下した結果、インスリン感受性が低下した状態。

2型糖尿病に用いる血糖降下薬

主に内服薬と注射薬があります．インスリン分泌促進薬であるGLP-1受容体作動薬は注射薬ですが，それ以外はすべて内服薬です．

血糖降下薬の臓器別作用部位

Point!

- インスリン分泌促進薬は，膵臓に働きます．
- インスリン抵抗性改善薬は，主に肝臓・筋肉・脂肪に働きます．
- 糖吸収調節薬は，小腸に働きます．
- 糖排泄調節薬は，腎臓に働きます．

主に肝臓・筋肉などに働く（インスリン抵抗性改善薬）

- 肝臓で糖が作られるのを抑えて，筋肉での糖の利用をうながす．
  → ビグアナイド薬

主に脂肪などに働く（インスリン抵抗性改善薬）

- 肥大化した脂肪細胞を減らすことでインスリンの作用を高め，肝臓・筋肉での糖の利用を促進する．
  → チアゾリジン薬

腎臓に働く（糖排泄調節薬）

- 尿と一緒に糖を排出させる．
  → SGLT2阻害薬

小腸に働く（糖吸収調節薬）

- 糖質の吸収を遅らせ，食後の血糖上昇を抑制する．
  → α-グルコシダーゼ阻害薬

膵臓に働く（インスリン分泌促進薬）

- 膵臓を刺激してインスリンを出し，血糖値を下げる．
  → スルホニル尿素（SU）薬
  → 速効型インスリン分泌促進薬（グリニド薬）
- 消化管から分泌されるインクレチンの分解を抑えて，インスリンの分泌を助ける．
  → DPP-4阻害薬
- インクレチンを補充し，インスリンの分泌を助ける．
  → GLP-1受容体作動薬

◆ 糖尿病の薬物療法

スルホニル尿素（SU）薬

どこで働く？

膵臓

作用は？

●膵臓のβ細胞のSU受容体に薬が結合することで，インスリン分泌を促進します．

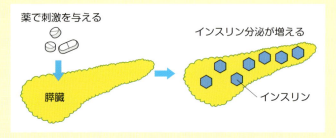

特徴は？

- 自身の膵臓からインスリンを分泌するので，作用が強力です．
- 食後高血糖だけではなく，空腹時の高血糖も抑えます．

注意！

- 長期間の使用で二次無効（薬を使用しても血糖値が下がらない）になることもあります．多くは食生活の乱れや運動不足による膵β細胞の疲弊が原因ですが，まれに悪性腫瘍（膵臓がん）が原因であることもあります．
- 腎・肝障害患者および高齢者においては，遷延性の低血糖を起こしやすくなります．薬物の過量投与，食事摂取状況の確認が必要です．
- 体重増加をきたしやすくなります．糖尿病の中心的治療法である食事・運動療法に留意する必要があります．
- 胎盤を通過することで，新生児の低血糖，巨大児の出生が確認されています．また，動物試験（ラット）で催奇形作用が報告されています．
- 母乳中に移行することが報告されているので，授乳は避けます．

これも覚えておこう！ 薬剤の特徴

世代	特徴	主な薬品名（一般名）
第1世代	心血管病変の危険性が高いことや代謝物にも血糖降下作用があることから販売中止などもあり，現在はほとんど使用されていない	クロルプロパミド
第2世代	少量でも強力な血糖降下作用があることから，以前は汎用されていたが，遷延性低血糖や体重増加が問題となり，使用量は減少している	グリベンクラミド グリクラジド
第3世代	インスリン分泌作用に加え，膵外作用があることから，強力な血糖降下作用を示すため，現在SU薬の主流となっている	グリメピリド

はじめての糖尿病看護

速効型インスリン分泌促進薬（グリニド薬）

どこで働く？／作用は？

スルホニル尿素薬と同じ．

特徴は？

- スルホニル尿素薬よりも効果の発現が早い一方で，作用時間は短いため，主に食後の高血糖状態の改善に使用されます．
- 2型糖尿病の罹患期間が比較的短く，空腹時血糖値があまり高くない場合に使用される傾向にあります．
- 空腹時血糖値が高い患者においては，あまり効果が認められないと考えられます．

注意！

- 食後では効果が減弱するため，必ず食直前（10分前）に服用します．また，食前30分前に服用すると食事前に低血糖を起こすことがあるので，注意が必要です．
- スルホニル尿素薬に比べて頻度は低いですが，腎・肝障害患者および高齢者においては，遷延性の低血糖を起こすことがあります．薬物の過量投与，食事摂取状況の確認が必要です．
- スルホニル尿素薬との併用はできません．

DPP-4阻害薬

どこで働く？

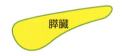
膵臓

作用は？

- インクレチンホルモンであるGLP-1とGIPを分解するDPP-4を阻害することで，インスリン分泌を促進すると同時に，血糖上昇ホルモンであるグルカゴン分泌を抑制します．

特徴は？

- 単独投与では低血糖の発現が低いといわれています．
- 食欲抑制効果，膵臓保護効果があると考えられています．
- 週に1回の内服製剤も発売されています．
- 食事の影響を受けないので，食前，食後いずれの投与も可能です．

注意！

- 他の血糖降下薬（とくにインスリン製剤とスルホニル尿素薬）との併用により，重篤な低血糖を引き起こすことがあります．

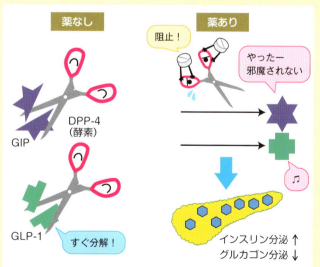

◆ 糖尿病の薬物療法

 これも覚えておこう！ **スルホニル尿素薬との併用に関する注意**

2010年に日本糖尿病学会ならびに日本糖尿病協会からスルホニル尿素薬とDPP-4阻害薬との併用に関する注意喚起がなされています．とくに，重篤な低血糖を起こすケースとして，右の5項目があげられており，注意を要します．

- 高齢者
- 軽度腎機能障害
- スルホニル尿素薬の高用量内服
- スルホニル尿素薬ベースで他剤併用
- シタグリプチン内服追加後早期に低血糖が出現

MEMO インクレチンホルモン

> DPP-4阻害薬やGLP-1受容体作動薬は"インクレチン関連薬"と呼ばれています

- 食事を摂取した後に，主に小腸から分泌される消化管ホルモンの総称です．
- 主にGLP-1とGIPが血糖値に影響していると考えられています．
- 血糖値が上昇すると，インスリン分泌を増加させたり，グルカゴン（血糖値を上昇させるホルモン）の分泌を減少させることで血糖値を低下させます．一方，血糖値が正常化すると，インクレチンホルモンは働かなくなります．
- インクレチンホルモンは，分泌後はすみやかに血液中でDPP-4により分解されます．

 ## GLP-1受容体作動薬

どこで働く？

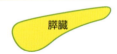 膵臓

作用は？

- インクレチンホルモンであるGLP-1を，DPP-4による分解を受けにくくしたGLP-1アナログ製剤です．
- ヒトGLP-1の作用と同様にインスリン分泌を促進します．

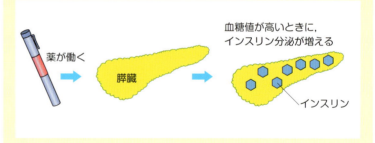

特徴は？

- 注射製剤であり自己注射が必要です．
- 低血糖は起きにくいとされています．
- 週に1回の注射製剤も開発されています．

注意！

- 他の血糖降下薬（とくにスルホニル尿素薬）との併用により，低血糖の発現頻度が高くなると考えられます．
- 胃腸障害が現れることがあります．
- 急性膵炎が現れることがあります．
- インスリンではないので，インスリン依存状態の患者には使用できません．
- 自己注射手技や注意点を患者が理解できるよう指導します．

これも覚えておこう！ **急性膵炎**

急性膵炎の自覚症状としては，嘔吐を伴う持続的な激しい腹痛があげられます．これらの症状が出た場合には，すぐに医療機関を受診するよう指導しましょう．

ビグアナイド薬

どこで働く？

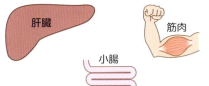

特徴は？

- インスリンを分泌しないので、単独使用では低血糖のリスクは低いと考えられます．
- 体重増加をきたしません．
- 心血管病変を減らすエビデンス[5]があります．
- 近年，インスリン抵抗性の概念の普及と大規模臨床試験[6]の結果から汎用される傾向にあります．

作用は？

- 主な作用は，肝臓での糖新生を抑制する作用です．
- その他，消化管での糖吸収を抑制する作用，筋肉においてはインスリン抵抗性を改善し糖の取り込みを促進する作用が知られています．

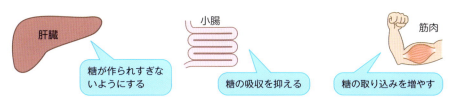

糖が作られすぎないようにする / 糖の吸収を抑える / 糖の取り込みを増やす

注意！

- 高齢者では，低血糖が発現する可能性が高くなります．
- 腎機能に応じて投与量の調整が必要で，eGFRが30mL/分/1.73m² 未満の腎機能障害では使用禁忌となっています．
- 高齢者は腎機能が低下していることが多いため注意を要します．
- まれに重篤な副作用として乳酸アシドーシスを起こすことがあります．
- ヨード造影剤を使用する場合，使用前後で一時的（一般的に使用前後2日）に服用を中止する必要があります（乳酸アシドーシスを起こすことがあるため）．
- 副作用として胃腸障害（悪心・嘔吐，食欲不振，下痢，腹部膨満感など）が起きやすいです．少量から開始することで軽減できるといわれています．

これも覚えておこう！

乳酸アシドーシス

乳酸アシドーシスは予後不良のことが多いです．症状として胃腸症状，倦怠感，筋肉痛，過呼吸などがみられます．これらの症状が現れた場合には，直ちに医療機関を受診するよう説明しましょう．

乳酸アシドーシスを発症しやすい状態
- 腎機能低下（透析を含む）
- 脱水，シックデイ，過度のアルコール摂取
- 心血管・肺機能障害，手術前後，肝機能低下
- 高齢者（とくに75歳以上の高齢者ではより慎重に判断する）

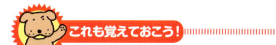

高齢者だけでなく，比較的若年者でも少量投与でも，これらの特徴を有する患者で，乳酸アシドーシスの発現が報告されている

◆ 糖尿病の薬物療法

チアゾリジン薬

どこで働く？

脂肪／肝臓／筋肉

特徴は？

- インスリンを分泌しないので，単独使用では低血糖のリスクは低いと考えられます．
- 現在わが国で発売されている薬剤は，唯一ピオグリタゾンのみです．

作用は？

- インスリン抵抗性の原因となる肥大化した脂肪細胞を減らし，小型の脂肪細胞を増やすことで，インスリン抵抗性を改善します．
- 脂肪細胞において，糖の取り込みを増加させます．
- 肝臓において，糖取り込みの増加と糖産生を抑制します．
- 筋肉において，インスリンの作用（グリコーゲン合成および解糖亢進作用）を増強します．

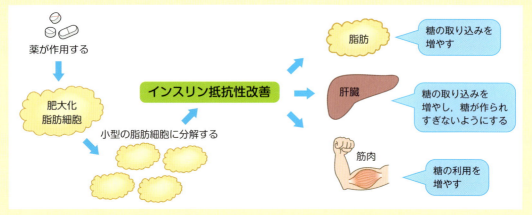

注意！

- 体重増加をきたすことがあるので，食事・運動療法を遵守し，服用開始時から体重測定をうながしましょう．
- 水分を蓄積する作用があるため，心不全患者には禁忌です．また，とくに女性においては浮腫をきたしやすいといわれています．
- 海外での疫学研究において，膀胱がんのリスクが増える傾向（投与期間が長くなるほど）が認められています．膀胱がん治療中の患者には投与を避けます．また，膀胱がんの既往がある場合には投与の可否を慎重に判断します．やむを得ず投与する場合，投与開始に先立ち，患者またはその家族に膀胱がん発症のリスクを十分に説明してから投与する必要があります．投与中に血尿，頻尿，排尿痛などの症状が認められた場合には，直ちに受診するよう指導しましょう．
- 過去に類薬（トログリタゾン：現在は販売中止）により重篤な肝障害が出現しました．肝障害を有する場合には，定期的に肝機能検査を実施する必要があります．
- 動物試験で胎児毒性が報告されているため，妊婦には禁忌となっています．
- 動物試験で乳汁中に移行することが報告されているので，授乳は避けます．
- 海外で，女性において骨折のリスクが上昇することが報告されています．

α-グルコシダーゼ阻害薬

どこで働く？

小腸

特徴は？

- 単独投与においては，低血糖のリスクは低いといわれています．
- ボグリボース（OD）錠0.2mgは，糖尿病だけではなく，耐糖能異常における2型糖尿病の発症抑制にも用いることができます．

作用は？

- 小腸において，二糖類から単糖類に分解する酵素であるα-グルコシダーゼを阻害し，小腸からの急激な単糖類の吸収を抑えることで，主に食後高血糖を抑制します．

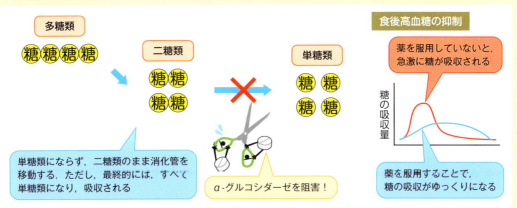

注意！

- 必ず食直前に服用するよう指導しましょう（食後では効果が減弱します）．
- 低血糖が発症した場合は，ブドウ糖を服用するよう指導しましょう．
- 副作用として，消化器症状（放屁，下痢，腹部膨満感など）が生じることがありますが，少量からの開始，服用の継続により次第に改善していくといわれています．ただし，症状がひどい場合や長期にわたって継続する場合は，直ちに医師に相談するよう説明しましょう．
- 高齢者や開腹手術歴のある患者では，腸閉塞などの重篤な副作用を起こすことがあるため，慎重に投与する必要があります．
- アカルボースでは，重篤な肝障害が報告されているため，定期的な肝機能検査が必要です．
- 食事に占める炭水化物摂取量が少ないと効果が発現しにくいと考えられます．食事療法の確認が必要です．

これも覚えておこう！

- 食後高血糖は，心血管系疾患（心筋梗塞など）による死亡リスクを上昇させる[7]ことがわかっています．
- 食後高血糖は，食事療法や運動療法を上手に取り入れることで改善も可能なので，患者への指導が重要です．

◆ 糖尿病の薬物療法

 SGLT2阻害薬

どこで働く？

腎臓

作用は？

- 腎臓で濾過されたブドウ糖は，尿細管のSGLTという蛋白質の一種によりすべて血中に再吸収されますが，そのうち90％がSGLT2によって再吸収されます．
- SGLT2阻害薬は，腎臓で糖を再吸収するSGLT2の働きを阻害することで，過剰な糖を尿と一緒に排出させて血糖値を下げます．

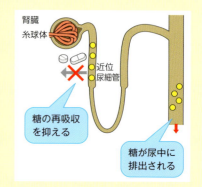

特徴は？

- 腎臓に作用するため膵β細胞を疲弊させません．あくまで腎臓の近位尿細管内に作用するのみであり，腎臓への負担もないと考えられています．

注意！
- インスリンやスルホニル尿素薬などインスリン分泌促進薬と併用する場合は，低血糖に十分注意する必要があります．
- ケトアシドーシスの発生（とくにインスリン分泌が低下している患者への投与において）が報告されています．全身倦怠感，悪心・嘔吐，体重減少などがある場合は，直ちに医療機関を受診するよう説明しましょう．
- 脳梗塞の発生が報告されています．服用後数週間以内に起こることが大部分です．また，心筋梗塞・狭心症も報告されていることから，脱水による体液量の減少が原因であり，脱水予防に関する患者への説明（とくに夏場など気温が高いときの水分補給の必要性）を十分に行いましょう．
- 投与後に皮膚症状（薬疹を疑わせる紅斑など）が認められた場合には，すみやかに服用を中止，受診するよう説明しましょう．
- 尿路感染症（腎盂腎炎，膀胱炎など），性器感染症（外陰部腟カンジダ症など）が報告されています．男性より女性に多い傾向にあります．投与に際して，排尿を我慢しない，清潔に保つなどの説明を行いましょう．また，排尿時の痛み，トイレが近い，血が混じるなどの尿路感染症の症状の説明や陰部のかゆみや痛み，おりもののにおいが強くなる，色が変わるなどの性器感染症の症状も説明し，症状が発現した場合には，直ちに受診するよう指導しましょう．
- 動物実験で胎児への移行が認められているため妊婦には使用しません．また，乳汁中への移行も認められているため，授乳は避けます．
- わが国では2014年4月に初めて発売された薬であり，未知の副作用に注意する必要があります．
- 血糖コントロールが良好でも，尿糖が陽性になるので，不安にならないよう患者に説明する必要があります．

 配合薬

どんな種類がある？

①速効型インスリン分泌促進薬＋α-グルコシダーゼ阻害薬
②チアゾリジン薬＋ビグアナイド薬
③チアゾリジン薬＋スルホニル尿素薬
④チアゾリジン薬＋DPP-4阻害薬
⑤DPP-4阻害薬＋ビグアナイド薬

いずれも2種類の薬剤の合剤です．作用は各薬剤の項を参照

特徴は？

- 各単剤による併用に比べ，服用する種類と錠数が減少することで，服薬アドヒアランスの向上が期待できます．
- 第一選択薬としては使用できません．
- 医師による用量の細かい調整ができません．
- 医療経済的に優れています．

注意！
- 注意点は配合されている各薬剤の項を参照．
- 3種類以上の糖尿病内服薬を服用している場合，すべての薬を1剤の配合薬に切り替えることはできません．配合薬に切り替えることができなかった薬は継続が必要となるため，患者の理解が必要となります．

インスリン製剤

インスリンとは，膵臓で作られるペプチドホルモンの一種で，血糖値を一定に保つ働きがあります．

 ## インスリン分泌のしくみ

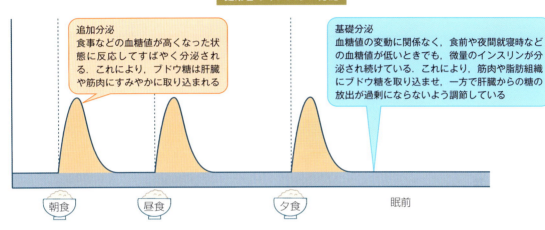

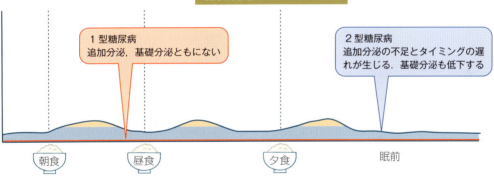

Point!

- 2型糖尿病において，インスリン分泌能は患者個々で異なります．
- インスリンは蛋白質であるため，消化酵素によって分解されてしまいます．そのため内服薬では製造することができないので，現在販売されているのは注射薬のみです．

❖ 糖尿病の薬物療法

インスリン製剤の薬効別分類

分類	効果発現パターン	特徴
超速効型インスリン製剤		● 追加分泌の補充に用いる ● 効果発現：10〜15分 ● 最大作用時間：1〜3時間 ● 持続時間：3〜5時間 ● インスリンの構造を人工的に変更することで，血中への吸収速度を早めた製剤 ● 効果の発現が早いため，食後の高血糖を改善する ● 食直前に注射が可能であるため，アドヒアランスの向上につながる
速効型インスリン製剤		● 追加分泌の補充に用いる ● 効果発現：約30分 ● 最大作用時間：1〜3時間 ● 持続時間：6〜8時間 ● 生理的インスリンと同構造であるが，6量体で存在するため，吸収される単量体になるまでに時間がかかり，作用発現に時間を要する ● 食後高血糖の改善のためには，食前30分に注射をする必要がある
中間型インスリン製剤		● 基礎分泌の補充に用いる ● 効果発現：1〜3時間 ● 最大作用時間：4〜8時間 ● 持続時間：約24時間 ● ヒトインスリンに硫酸プロタミンを付加し結晶性のインスリンにすることで，効果持続時間を延長させている ● 白色懸濁液であるため，使用前に十分な混和が必要
持効型溶解インスリン製剤		● 基礎分泌の補充に用いる ● 効果発現：1〜2時間 ● 最大作用時間：3〜14時間（レベミル®），その他の薬はピークなし ● 持続時間：約24時間 ● 皮下投与された薬が緩徐に溶解するため，血中に移行することで持続的な効果発現を示す．また，ある種の薬は，血中のアルブミンに結合し，末梢組織への分布を緩徐にしている ● 長時間作用型であるが，中間型インスリンと異なり透明な液体であるため，混和の必要はない
混合型インスリン製剤		● 基礎分泌と追加分泌の両機能を併せ持ち，基礎分泌と追加分泌の追加に用いる ● 超速効型＋中間型，速効型＋中間型，超速効型＋持効型の製剤がある ● 中間型を含んでいる製剤は，白濁しているため十分な混和が必要

インスリン療法の適応

Point!

- 1型糖尿病のみではなく2型糖尿病においても広く使用されています．
- 1型糖尿病では生命にかかわる可能性があるので，徹底した管理教育が必要となります．
- インスリン療法の適応には，絶対的適応と相対的適応があります．
- 相対的適応においては，状況により内服薬への移行が可能であることを説明する必要があります．

92　はじめての糖尿病看護

糖尿病の薬物療法

絶対的適応	相対的適応
●インスリン依存状態 ●高血糖性の昏睡（糖尿病ケトアシドーシス，高血糖高浸透圧症候群，乳酸アシドーシス） ●重症の肝障害，腎障害を合併している ●重症感染症，外傷，中等度以上の外科手術（全身麻酔施行例など）のとき ●糖尿病合併妊娠（妊娠糖尿病で，食事療法だけでは良好な血糖コントロールが得られない場合も含む） ●静脈栄養時の血糖コントロール	●インスリン非依存状態の例でも著明な高血糖（空腹時血糖250mg/dL以上，随時血糖350mg/dL以上）のとき ●インスリン以外の血糖降下薬では良好な血糖コントロールが得られない場合 ●やせ型で栄養状態が低下している場合 ●ステロイド使用時に高血糖が認められる場合 ●糖毒性を積極的に解除する場合

注意！ ◎内服薬からインスリン療法へ移行する場合

- 2型糖尿病で使用する場合は，とくに運動療法，食事療法の継続が必要です．
- 内服薬に比べインスリンでは低血糖を起こす頻度が上がる可能性があるため，低血糖時の対応を十分に説明する必要があります．

インスリン製剤の器具

タイプ（主に3タイプ）	特徴
プレフィルド/キット製剤	●インスリン製剤と注入器が一体となっている ●使い捨てである ●カートリッジの取り換えの手間がない ●注入器が破損しても，手持ちに代替えがあれば，すぐに使用することができる（災害時対応） ●カートリッジ製剤に比べ高価である
カートリッジ製剤 カートリッジ　ペン型インスリン注入器	●専用のペン型インスリン注入器に装着して使用し，中身が空になったらカートリッジの交換を行う ●プレフィルド/キット製剤に比べ安価である ●ペン型インスリン注入器は定期的に交換する必要がある
バイアル製剤	●主に，自己注射ができない患者に対して医療従事者がインスリン注射をする場合，輸液に混注する場合，インスリンポンプ療法を行う場合に使用される ●患者に注射する際は，専用シリンジ（100単位製剤用）を用いて注射する

注意！ ◎インスリン製剤の取り扱い

- インスリン注射は自己注射が基本です．本人以外が注射する場合は，誤穿刺による感染（肝炎など）が危惧されるため，針の取り扱い時は十分注意するよう説明しましょう．
- インスリン製剤の名前，注射量，どのような効果発現をするインスリンかを覚えてもらいましょう．
- インスリン製剤は清潔な状態で，凍結しないようにして保存します．
- 未使用のインスリン製剤は冷蔵庫（ドアポケットがよい）に，使用開始したインスリン製剤は，直射日光，高温を避け，室温で遮光保存します．また，小児の手が届かないところに保管するよう注意しましょう．
- 使用済みの注射器，注射針の廃棄方法は自治体によって処理方法が異なります．そのため，確実に処理するためには，医療機関に戻してもらうよう説明するとよいでしょう．その際，針がむきだしの状態にならないように説明しましょう．

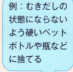
例：むきだしの状態にならないよう硬いペットボトルや瓶などに捨てる
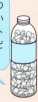

◆ 糖尿病の薬物療法

インスリン療法の実際

基礎分泌と追加分泌の補充により，健常者と同様のインスリン分泌パターンを再現することが基本となります．注射の方法には，インスリン頻回注射，持続皮下インスリン療法があり，これらの注射方法を総称して，強化インスリン療法と呼ばれています．その他にも，患者の病態や生活状況に合わせてさまざまな方法が行われています．

注射方法の種類

強化インスリン療法	インスリン頻回注射	● 1型糖尿病，2型糖尿病の患者が行う ● 追加分泌を超速効型もしくは速効型インスリンで補充し，基礎分泌を中間型または持効型溶解インスリンで補充する ● 1日の注射回数が3～5回程度となるため，自己管理が十分できる場合や，協力者がいる場合に限られる
	持続皮下インスリン療法	● 主に1型糖尿病の患者が行う ● インスリンポンプを用い，持続的にインスリンを皮下に注入する方法 ● 少量のインスリンを持続的にポンプから送り出すことで，基礎分泌（ベーサル）を補充する．また，食事ごとにポンプから追加でインスリンを送り出すことで追加分泌（ボーラス）を補充することができる ● インスリン頻回注射に比べより適切な血糖コントロールを目指すことを目的に使用されている ● 機械へのインスリンの充填や，針の留置を自身で行うなど，日常的な自己管理が必要 ● 食事量（炭水化物量）と血糖値に合わせてインスリン量を調整するカーボカウントという方法を行う必要もあり，自己管理力，理解力を要する
その他のインスリン注射方法	混合型インスリン製剤を2～3回注射	● 2型糖尿病の患者が行う ● 強化インスリン療法を必要としない，もしくは必要であるが管理能力上の問題で行うことができない場合に行われている
	持効型溶解インスリン製剤を1回注射	● 2型糖尿病の患者が行う ● 多くは内服薬などと併用する．注射で基礎分泌を補充することで，内服薬などの効果をよりいっそう高めることができるといわれている ● 内服薬などからインスリン頻回注射に移行する前段階，もしくは2型糖尿病がインスリン頻回注射で適切に血糖コントロールできた際に，内服薬などに切り替える前段階として行う場合がある

インスリンポンプ
日本メドトロニック株式会社

注射部位

推奨される注射部位

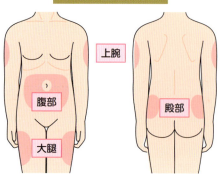

上腕／腹部／大腿／殿部

Point!

● 注射は手と注射部位を清潔にしてから行います．注射部位はもみません．
● 同じ部位に注射を繰り返すことで，リポハイパートロフィー（硬結）が生じることがあります．そのため，注射部位は毎回2～3cm移動させ，同じ場所に打ち続けないことを指導しましょう．
● リポハイパートロフィーが発見された場合は，病変部を避けて注射するとともに，血糖変動についても確認するよう指導しましょう．

糖尿病の薬物療法

> **MEMO** リポハイパートロフィー
> - インスリンの同一部位への注射による皮下組織の変化で，軟らかいしこりのようになります．
> - リポハイパートロフィーの部位はインスリンの吸収が悪いため，血糖コントロールが悪化し，投与するインスリンを増量させてしまうことがあります．その状態で通常の注射部位に注射すると吸収がよいため低血糖を招くおそれがあります．血糖コントロールが不安定になる一因と考えられています．
> - リポハイパートロフィーの部位は痛みがないため，患者は好んで注射をする傾向にあります．

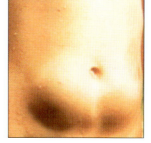

写真提供：日本ベクトン・ディッキンソン株式会社

インスリン注射の手技のポイント

- インスリン注射の手技の詳細は，各インスリン製造メーカーから患者向けの説明冊子が準備されているため，詳細はそちらを参照してください．ここでは，一般的な注射の流れとポイントを説明します．

❶懸濁製剤の混和方法

- 液全体が均一に白濁するまで混ぜる．

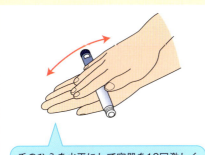

手のひらを水平にして容器を10回激しく回転させる（ローリング）

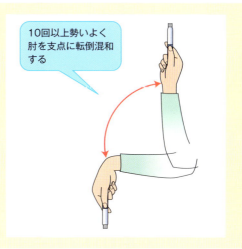

10回以上勢いよく肘を支点に転倒混和する

❷注射針の取り付け

- 必ずまっすぐ取り付ける．

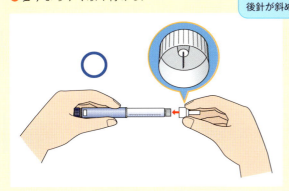

○

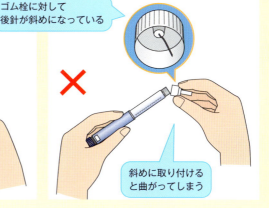

×

ゴム栓に対して後針が斜めになっている

斜めに取り付けると曲がってしまう

第5章

はじめての糖尿病看護 95

◆ 糖尿病の薬物療法

❸ 空打ち（試し打ち）

● 針先から液が出ることを確認する．

空打ちの目的

● 針が閉塞していないかの確認
● 注入器が壊れていないかの確認
● 注射針の空気を抜く
● 適切な量を注射する

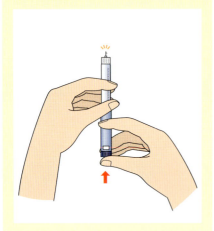

❹ 注射

● 注入ボタンは最後までしっかり押す．
● 注入ボタンを最後まで押したら，通常5～10秒くらい数える．

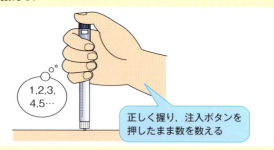

1,2,3,4,5…

正しく握り，注入ボタンを押したまま数を数える

痛みを軽減するコツ

● インスリンは室温に戻す．
● 注射部位をアルコール綿で消毒した場合は，完全に乾いてから注射する．
● 毛根部は避ける．
● 新しい注射針を使用する（毎回交換）．
● 皮膚に直角に針を刺す．
● 薬剤の注入はゆっくり行う．

❺ 針を抜く

● 注入ボタンを押したまま針を抜く．
● 針が刺さった状態で注入ボタンから指を離すと，血液などが注入器に入ることがあり，不潔になったり，投与量が不正確になったりするおそれがある．

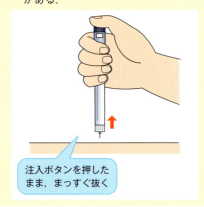

注入ボタンを押したまま，まっすぐ抜く

❻ 注射針の取り外し

● 注射後はすみやかに針を取り外す．
● 針を注入器につけたままにすると空気が入り，不潔になる．
● 注射針は基本的には，1回きりの使用にする．

複数回使用した針先の拡大写真

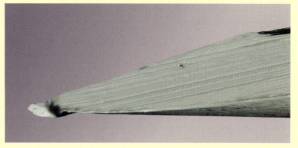

写真提供：日本ベクトン・ディッキンソン株式会社

❼注射針の選択と穿刺のコツ

 成人の場合

- 通常，4・5・6 mmの針が使用される．
- 4 mm針なら皮膚のつまみ上げがなくてもできる．
- 5・6 mm針の場合は，皮膚を軽くつまむ．

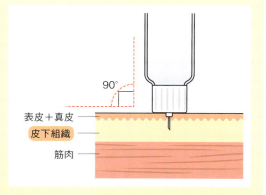

 皮膚をつまんで行う場合：針が5・6 mm/皮下組織が少ない（小児・やせ型の高齢者など）

- 皮下組織に穿刺しやすいよう，皮膚を軽くつまむ．
- つまみ上げた皮膚の表面に対して，90°の角度で穿刺する．

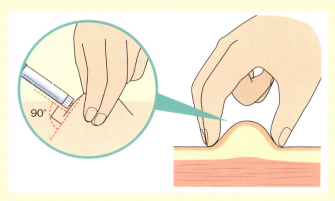

 正しくない方法

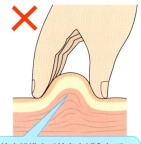

筋肉組織まで持ち上げられて，筋肉内注射のリスクがある

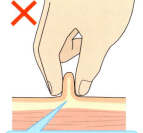

つまみ上げられた皮下組織が少なすぎる

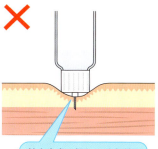

針を皮膚に押しつけすぎる

◆ 糖尿病の薬物療法

薬と食事の関係

薬と食事の摂取量との関係は非常に重要です．とくにシックデイなどの体調不良時は，ストレスホルモンなどの影響で普段より血糖値が上昇する半面，食事の摂取状態が一定になりにくく，十分な栄養が摂取できない可能性もあり，通常通りの薬の使用で低血糖を引き起こすことも考えられます．薬を使用している患者については，詳細な指示を医師から受けるようにし，十分な説明をしましょう．

血糖降下薬

飲み忘れた場合

Point!

スルホニル尿素薬	食後30分以上経過しての服用は避けることが望ましい
速効型インスリン分泌促進薬	食後に服用すると薬の吸収が遅延するため，食事中までに気づいた場合は服用する
DPP-4阻害薬 ビグアナイド薬 チアゾリジン薬 SGLT2阻害薬	食前服用の指示で服用忘れに気づいた場合→食後服用 食後服用の指示で服用忘れに気づいた場合→気づいたときに服用．ただし，次の服用時間に近い場合は，忘れた分は服用しない
α-グルコシダーゼ阻害薬	食後30分以内であれば気づいたときにすぐ服用するが，その後に気づいた場合は服用しない
GLP-1受容体作動薬	基本的には忘れた場合は1回分を飛ばして，次の回に1回分を注射する ただし，薬によっては対応が異なることがあるので，医師の指示に従う

注意！

◎すべての薬において，薬を1回分服用しなかったからといって，2回分まとめて服用してはいけません．

薬剤	飲み忘れに気づいたタイミング		
	食事中	食後30分以内	食後30分以上
スルホニル尿素薬	すぐ飲む	すぐ飲む	飲まない
速効型インスリン分泌促進薬	すぐ飲む	飲まない	飲まない
DPP-4阻害薬	食後に飲む	すぐ飲む	すぐ飲む
GLP-1受容体作動薬	打たない	打たない	打たない
ビグアナイド薬	食後に飲む	すぐ飲む	すぐ飲む
チアゾリジン薬	すぐ飲む	すぐ飲む	すぐ飲む
α-グルコシダーゼ阻害薬	すぐ飲む	すぐ飲む	飲まない
SGLT2阻害薬	すぐ飲む	すぐ飲む	すぐ飲む
配合薬 速効型インスリン分泌促進薬 ＋ α-グルコシダーゼ阻害薬	すぐ飲む	飲まない	飲まない
配合薬 チアゾリジン薬 ＋ ビグアナイド薬	食後に飲む	すぐ飲む	すぐ飲む
配合薬 チアゾリジン薬 ＋ スルホニル尿素薬	食後に飲む	食後に飲む	飲む
配合薬 チアゾリジン薬 ＋ DPP-4阻害薬	食後に飲む	すぐ飲む	すぐ飲む
配合薬 DPP-4阻害薬 ＋ ビグアナイド薬	食後に飲む	すぐ飲む	すぐ飲む

文献8を参考に作成

体調不良はないが，食事量が少ない，もしくは食事を摂らなかった場合

スルホニル尿素薬／速効型インスリン分泌促進薬	食事量に合わせて調整が必要
DPP-4阻害薬／GLP-1受容体作動薬／ビグアナイド薬	食事量に関係なく通常通り服用
チアゾリジン薬／α-グルコシダーゼ阻害薬	食事がまったく摂れなかった場合は中止
SGLT2阻害薬	食事量に関係なく中止

薬剤	普段と比べた食事量			
	2分の1	3分の1	4分の1	食事を摂らなかった
スルホニル尿素薬	半量	飲まない	飲まない	飲まない
速効型インスリン分泌促進薬	半量	飲まない	飲まない	飲まない
DPP-4阻害薬	通常量	通常量	通常量	通常量
GLP-1受容体作動薬	通常量	通常量	通常量	通常量
ビグアナイド薬	通常量	通常量	通常量	通常量
チアゾリジン薬	通常量	通常量	通常量	飲まない
α-グルコシダーゼ阻害薬	通常量	通常量	通常量	飲まない
SGLT2阻害薬	飲まない	飲まない	飲まない	飲まない
配合薬 速効型インスリン分泌促進薬 ＋ α-グルコシダーゼ阻害薬	通常量	飲まない	飲まない	飲まない
配合薬 チアゾリジン薬 ＋ ビグアナイド薬	通常量	通常量	通常量	通常量
配合薬 チアゾリジン薬 ＋ スルホニル尿素薬	通常量*	通常量*	通常量*	飲まない
配合薬 チアゾリジン薬 ＋ DPP-4阻害薬	通常量	通常量	通常量	通常量
配合薬 DPP-4阻害薬 ＋ ビグアナイド薬	通常量	通常量	通常量	通常量

＊　不足分の糖質を補給すること

文献8を参考に作成

シックデイ（体調不良）で食事量が少ないか，もしくは食事がまったく摂れない場合

スルホニル尿素薬／速効型インスリン分泌促進薬	食事量に合わせて調整が必要
DPP-4阻害薬／GLP-1受容体作動薬／ビグアナイド薬 チアゾリジン薬／α-グルコシダーゼ阻害薬／SGLT2阻害薬 各種配合薬	すべて中止

◆ 糖尿病の薬物療法

インスリン製剤

注射し忘れた場合

- インスリンの種類により対応は異なります（表参照）．
- 持効型溶解インスリン製剤を除いて，食後30分を超えて気づいた場合は，血糖値の測定を行い，その血糖値に応じた対応を必要とします．あらかじめ医師の指示を受けるようにしましょう．

食前〜食直前に注射する場合，打ち忘れに気づいたときの対応

薬剤	注射し忘れに気づいたタイミング	
	食事中〜食後30分以内	食後30分以上
超速効型インスリン製剤	すぐ打つ	要指示
速効型インスリン製剤	すぐ打つ	要指示
中間型インスリン製剤	すぐ打つ	要指示
持効型溶解インスリン製剤	すぐ打つ	すぐ打つ
混合型インスリン製剤	すぐ打つ	要指示

文献8を参考に一部改変し作成

食事量が少ない，もしくは摂らなかった場合

- インスリンの種類やシックデイ時の状況により対応は異なります．
- 一般的には，基礎分泌を補うインスリン（持効型溶解・中間型）の場合，食事がまったく摂れなくても通常量を注射します．
- 追加分泌を補うインスリン（超速効型・速効型・混合型）の場合は，食事量に応じてインスリン量の調整が必要になります．あらかじめ医師の指示を受けるようにしましょう．

薬剤	普段と比べた食事量			
	2分の1	3分の1	4分の1	食事を摂らなかった
超速効型インスリン製剤	半量	3分の1量	4分の1量	打たない
速効型インスリン製剤	半量	3分の1量	4分の1量	打たない
中間型インスリン製剤	通常量	通常量	通常量	通常量
持効型溶解インスリン製剤	通常量	通常量	通常量	通常量
混合型インスリン製剤	半量	3分の1量	4分の1量	打たない

文献8を参考に一部改変し作成

引用・参考文献

1) 日本糖尿病学会編・著. 糖尿病治療ガイド2016-2017. 文光堂, 2016, 31.
2) 清野裕. 糖尿病の新しい概念. 最新医学. 50, 1995, 639-45.
3) Gastaldelli, A. et al. Beta-cell dysfunction and glucose intolerance: results from the San Antonio metabolism (SAM) study. Diabetologia. 47 (1), 2004, 31-9.
4) DeFronzo, RA. ADA 68th Scientific Sessions, 2008, San Francisco.
5) Tanabe, M. et al. Reduced vascular events in type 2 diabetes by biguanide relative to sulfonylurea: study in a Japanese Hospital Database. BMC Endocr Disord. 2015 Sep 17 ; 15 : 49.
6) Effect of intensive blood-glucose control with metformin on complications in overweight patients with type 2 diabetes (UKPDS 34). UK Prospective Diabetes Study (UKPDS) Group. Lancet. 352 (9131), 1998, 854-65.
7) Hanefeld, M. et al. Risk factors for myocardial infarction and death in newly detected NIDDM: the Diabetes Intervention Study, 11-year follow-up. Diabetologia. 39 (12), 1996, 1577-83.
8) "第2章 目で見てわかるインスリン製剤". 糖尿病のくすりとケア ビジュアルガイド. 糖尿病ケア秋季増刊. 朝倉俊成編著. メディカ出版, 2014, 125-79.
9) 日本糖尿病協会編. インスリン自己注射ガイド. 日本糖尿病協会, 2014.

第6章
糖尿病の療養指導

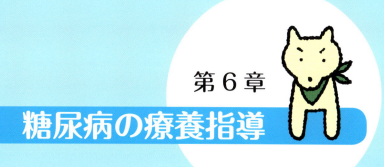

◆ 糖尿病の療養指導

糖尿病療養指導のポイント

糖尿病患者は，糖尿病という病気を持ちながらそれぞれの生活を営んでいる人たちです．医療者は，患者が療養行動と生活の折り合いをつけられるような支援を心がけていくことが大切です．

糖尿病療養指導の基本

最終目標

Point!
- 糖尿病患者自身が自分の生活と折り合いをつけながら，療養行動を取り入れていくことができるような知識・技術を習得すること．

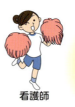 看護師
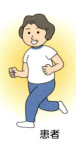 患者
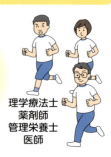 理学療法士　薬剤師　管理栄養士　医師

患者が主役で，医療チームは生活サポート応援隊

糖尿病患者の特徴

Point!

① **慢性疾患である**
- 糖尿病とともに生きる生活者である．

② **身体的特徴**
- 健康なときと変わらない生活を維持できる時期，病状が維持・緩解する時期，生活に支障をきたす時期などさまざまな局面を体験する．

③ **心理的特徴**
- 診断されたとき，治療方法が強化されたとき，合併症が進行・悪化したときに，とくに心理的な問題となりやすい．

④ **社会的特徴**
- 地域社会で生き，社会的役割を担う生活者である．

糖尿病看護の基礎となる3つの視点

① 糖尿病そのものを理解すること
② 糖尿病を持つ人の心理を理解すること
③ 糖尿病を持つ人の環境を理解すること

知識　意欲　技術

①知識がない場合 → 適切な情報を提供する

②意欲がない場合 → 何とかしないといけないと感じる，驚く，できそうなど，感情を揺さぶる

③技術がない場合 → 適切な療養行動など方法論を考え出すのを手伝う

糖尿病の療養指導

自分の療養指導を振り返る

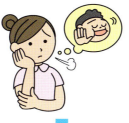

危機感がみえない糖尿病患者のアプローチに戸惑う

いくら熱心に療養指導を繰り返しても，患者に理解してもらえない

療養指導の壁にぶつかったら，まず自分の療養指導を振り返ろう！

まず患者の心理・隠れた思いを理解することから始める

- 健康に対する自信の喪失
- 透析や失明への恐怖
- セルフケアの負担
- 生活パターンを変更することの難しさ
- 世間の冷たい目（糖尿病のイメージの悪さ）
- 透析になってしまうという現状への絶望
- QOLの低下に対する不安
- 医師や看護師への不信感

◎結果だけでなくそのプロセスに注目し解決の糸口へ
◎患者の生活に合わせた療養行動を選択

例えば「好きなように食べられない」という患者に「こう工夫すれば好きなものが食べられます！」と前向きな言葉で伝えると，患者に与える印象はかなり違ってくる

◎頭ごなしに「だめ！」というより否定せず正しい情報を提供
◎医療者が伝えたい情報よりも，患者が知りたい情報を提供

「我慢してがんばろう！」では長続きしない

 Point!

- 自覚症状の乏しい患者の身体に今何が起こっているのか，放置すると将来何が起こるのか，ていねいに伝えます．

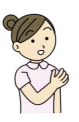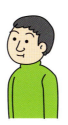

 Point!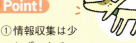

①情報収集は少しずつとる
②詰問調にならない
③情報はきちんと分析する

◆ 糖尿病の療養指導

療養指導への自己効力感の活用

自己効力感とは

- ある具体的な状況において適切な行動を成し遂げられるという予期，および確信．

自己効力感と結果期待

Point!
- 自己効力感が高いときは，行動に移しやすく，「この行動をすることによって，よい結果が生み出される」というイメージ（結果期待）ができやすい．

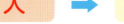

人 ➡ 行動 ➡ 結果
　　自己効力感　　結果期待

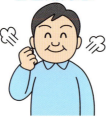
ウォーキングならそんなにきつくないからできるはずだ
自己効力感

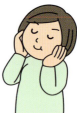
毎日ウォーキングをすればやせるだろう
結果期待

スモールステップ法

- 最初から大きな目標を掲げるのではなく，少しずつ患者の行動変化をステップアップさせ，自己効力感を高めながら大きな目標に近づいていくこと．

Point!
◎ 目標は具体的に！
- ワンポイント・ワンステップ．
- 「病院に来る」だけでも努力がいる．

◎ 患者が成功体験を重ねることが大事
- 高すぎる目標だと失敗体験になりがち．
- 小さな目標設定（スモールステップ）を患者と共同で立てることが重要．

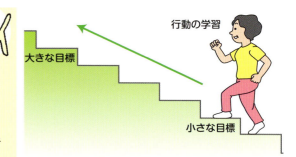

指導前に考えよう！
- 患者に指導する前にもし家族（夫？ 子ども？ 両親？）だったら…と考えてみる．
- 自分ができないような無理な目標は患者にもやらせない！

自己効力感を高めるもの

達成体験	●自分自身で行動して，達成できた体験のこと ●これが最も自己効力感を定着させるといわれている
代理経験	●他者が達成している様子を観察することによって「自分にもできそうだ」と予期すること
言語的説得	●達成可能性を，言語で繰り返し説得すること
生理的情緒的高揚	●苦手だと感じていた場面で落ち着いていられたりすることによって，自己効力感が強められること

達成体験

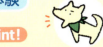

Point!
- 最初から体重の目標を理想体重に合わせたり，失敗する経験をさせると，普通は行動をするのが嫌になります．
- 「目標」を立てる場合，「目標」を成功しそうなレベルに置くことが大事です．

これも覚えておこう！

実現可能な目標の立て方

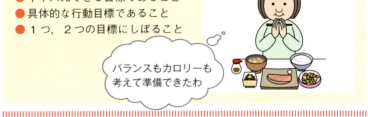

- 患者自身が目標を立てること
- 十中八九できる目標であること
- 具体的な行動目標であること
- 1つ，2つの目標にしぼること

バランスもカロリーも考えて準備できたわ

代理経験

Point!
- 集団指導で各個人の成功例を発表させると効果があります．
- ○○さんの成功した実例は他の患者に「あの○○さんもできたんだ．じゃ，私もやってみよう！」という気を起こさせます．

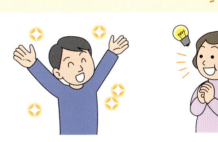
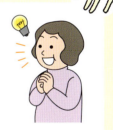

言語的説得

Point!
- 医師，看護師，栄養士などの専門家が「できたの？ すごい！」とほめると，家族がほめるより効きます．

生理的情緒的高揚

Point!
- 糖尿病で症状が出ている人の場合には役に立ちます．
- 血糖値が下がったら足のしびれが減ったといった経験は好ましい促進因子となります．

❖ 糖尿病の療養指導

療養指導への行動変容（変化ステージ）モデルの活用

習慣化にかかる時間

行動習慣	→	身体習慣	→	思考習慣
（勉強，日記，片付けなど）1カ月かかる		（ダイエット，早起き，禁煙など）3カ月かかる		（発想力，倫理的思考力など）6カ月かかる

頭ではわかっているけど，生活習慣を変えるのは非常に難しい

患者の心理ステージを療養指導に活かす

Point!
- 5段階の変化ステージに応じて最も適切と考えられる介入法があります．
- この変化ステージの考え方を理解できると，「今変わらなくても，これから行動が変わってくるかもしれない」と，患者の可能性をあきらめずに信じて待つことができるようになります．

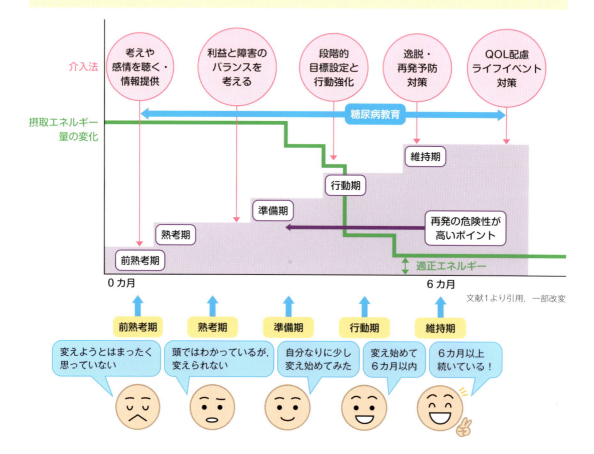

介入法：考えや感情を聴く・情報提供／利益と障害のバランスを考える／段階的目標設定と行動強化／逸脱・再発予防対策／QOL配慮ライフイベント対策

摂取エネルギー量の変化　糖尿病教育　維持期　行動期　準備期　熟考期　前熟考期　再発の危険性が高いポイント　適正エネルギー　0カ月〜6カ月

前熟考期：変えようとはまったく思っていない
熟考期：頭ではわかっているが，変えられない
準備期：自分なりに少し変え始めてみた
行動期：変え始めて6カ月以内
維持期：6カ月以上続いている！

文献1より引用，一部改変

低血糖への対応

薬物療法を行っている糖尿病患者にとって、低血糖はつねに隣り合わせです。患者自身が低血糖が起こりやすい状況を予測し、素早い対応ができるよう支援していきます。

低血糖の症状と原因

低血糖症状とは

● 血糖値が70mg/dL程度まで低下したことで起こる症状．

症状	●発汗　●頭痛　●かすみ目　●めまい　●眠気（生あくびなど）　●手指の震え ●動悸　●顔面蒼白　●不安　●せん妄　●見当識障害　●けいれん ●頻脈　●意識レベルの低下　など
原因	●糖尿病の薬の種類や量を間違えた　●食事の量（とくに炭水化物）がいつもより少なかった ●食事の時間がいつもと違った　●いつもより長く、または激しい運動をした ●お酒を少し多めに飲んだ　●肥満の改善などにより薬の必要量が減っていた ●インスリン注射の部位を変えた　●入浴　など

低血糖の対処法

自分で対処できる場合

★ブドウ糖10gまたは砂糖10～20gあるいは、何はともあれ糖分を摂取する
★ブドウ糖がない場合は糖分を含む缶ジュース・缶コーヒーでもよいので、とにかく早く糖分を補給する

★10分経っても症状がよくならなければ、もう一度同じことをする

◎糖質1g　→　血糖値3～5mg/dL上昇

◎ブドウ糖10g　→　血糖値30～50mg/dL上昇

清涼飲料水1本中のブドウ糖含有量（g）

商品名	ブドウ糖	ショ糖	容量（mL）
Hi-Cオレンジ	15.40	1.22	350
コカ・コーラ	12.95	3.89	350
オロナミンCドリンク	3.89	9.82	120
ポカリスエット	3.50	−	350
ジョージア（コーヒー）	0.09	19.30	250
午後の紅茶（ストレートティー）	0.09	14.60	340

注）100g中のブドウ糖含有量の高い順に記載（各メーカー測定値）
2007年7月：SVPジャパン調査より抜粋

注意！

◎α-グルコシダーゼ阻害薬を内服している場合、必ずブドウ糖を摂取する

◆ 糖尿病の療養指導

夜間の低血糖への対応

◎ブドウ糖10g＋補食1～2単位
- ブドウ糖に加えて，蛋白質や脂質を多く含むような食品（ビスケット，プロセスチーズ，牛乳など）を摂取する．

食間の低血糖への対応

◎次の食事まで2時間以上あるとき
　ブドウ糖10g＋補食1～2単位

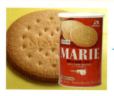

補食：80～160kcal程度
マリーなら3枚（75kcal）

意識がもうろうとしたり意識がない場合

Point!
- 入院中は医師の指示に従う．
- 清涼飲料水やあめを無理に口に入れようとすると誤嚥するおそれがある．
- 砂糖を少しの水で練って，はちみつ状にし，歯茎に塗りつけて救急車を依頼して病院へ（家族の協力が得られるようにしておく）．

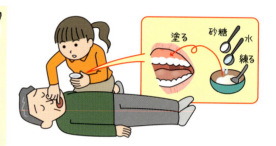

よく出る質問

Q
「ブドウ糖じゃないとだめですか？」
「低血糖でももうすぐ食事だったら，ブドウ糖は飲まずに食事をすればすぐに血糖値が回復しますよね？」

A
- あめや氷砂糖でも血糖値を上げることはできますが，何よりも溶けやすくて吸収の速いブドウ糖がおすすめです．
- ブドウ糖を飲まずに食事だけを摂ると，すぐには血糖値が上がらず，より危険な状態に至る可能性があります．

日常生活での留意点

Point!
- すぐに対応できるよう，ブドウ糖をバッグや引き出しなどの取り出しやすい場所に保管しておく．
- 外出時は，糖尿病連携手帳など糖尿病患者であることがわかるものをブドウ糖と一緒に携帯する．

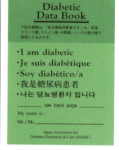

注意！　◎空腹時の運転は避ける！
- 運転の直前の血糖値を確認する．
- 運転中に低血糖の症状を感じたら，ハザードランプを点滅させ，直ちに車を路肩に寄せて停止し，携帯しているブドウ糖を摂取する．

シックデイ時の対応

糖尿病患者は，健常者と違いちょっとした病気（風邪，下痢など）がもとで糖尿病の合併症を起こしたり，悪化させたりすることがあるので，特別な注意が必要となります．

シックデイとは

- 糖尿病患者が，発熱，下痢，嘔吐や食欲不振で食事ができないことによって，血糖コントロールが困難になること．

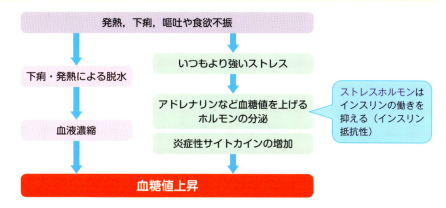

シックデイルール

Point!
- 安静と保温に努め，早めに主治医・医療機関に連絡する．
- 水やお茶などで水分摂取を心がけ（1,000mL以上），脱水を防ぐ．
- 自己の判断でインスリンを中止しない．
- 2型糖尿病の場合，経口血糖降下薬，GLP-1受容体作動薬は種類や食事量に応じて減量・中止する．

- 食欲がなくても，おかゆ，うどん，茶わん蒸し，ジュースなどで炭水化物を補給する（1日150～200g程度の糖質を摂取）
- 水分や電解質（みそ汁，野菜スープ，果物ジュース〈冷たいものや炭酸飲料以外〉）を補給する
- 経口補水液を適宜摂る

- 食事摂取ができなくてもインスリンを中止しない
- SMBGを行いながら増減の目安を参考にインスリン量を調節

こんなときは医療機関の受診が必要！

- 下痢・嘔吐が激しく，1日以上続き，食事摂取が不可能
- 高血糖（350mg/dL以上）と尿中ケトン体陽性が1日以上続く
- 38℃以上の高熱が2日以上続き，改善傾向がみられない
- 腹痛が強い
- 胸痛や呼吸困難，意識混濁がみられる
- 脱水症状が著しい，あるいは著しい体重減少がみられる
- インスリン注射量や経口血糖降下薬の服用量が自分で判断不能

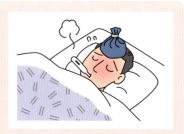

◆ 糖尿病の療養指導

その他の生活指導

糖尿病の合併症として，動脈硬化が進行するほか，皮膚や粘膜にも変化が現れます．この生活行動がなぜ患者にとって必要なのかわかりやすく説明し，理解できるよう支援していきます．

禁煙

Point!
- 糖尿病，喫煙そのものが，動脈硬化の独立した危険因子であり，動脈硬化を進行・悪化させます．

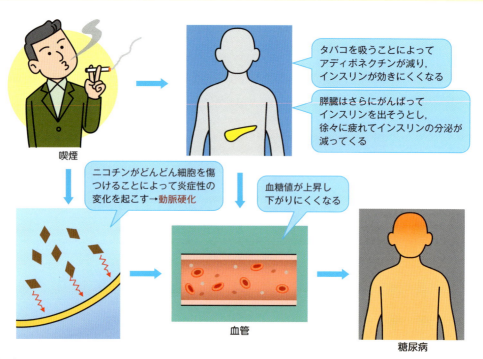

口腔ケア

Point!
- 糖尿病と歯周病の両者は密接な相互関係にあります．歯周病も虫歯も口の中の細菌によって引き起こされますが，糖尿病で免疫が低下していると細菌が繁殖しやすく，罹患するリスクが高まります．第2章（p.49）参照．
- 糖尿病という病態が身体にさまざまな影響を与えていること，口腔内が変化していることをわかりやすく説明します．

引用・参考文献
1) 石井均．"変化ステージモデル"．糖尿病ケアの知恵袋．石井均編．医学書院，2004，91．

第 7 章
糖尿病患者のフットケア

◆ 糖尿病患者のフットケア

フットケアの目的

糖尿病足病変は重症化しやすく，糖尿病足潰瘍や壊疽から下肢切断に至るケースも少なくないため，糖尿病足病変の予防は，患者と医療者がパートナーシップのもとに取り組まなければならない大きな課題です．

糖尿病足病変

Point!

- 糖尿病足病変は糖尿病による全身状態の悪化に加え，その人の生活やセルフケア状況など複数のリスクが複合して発症します．
- WHO定義では，「神経障害や末梢血流障害を有する糖尿病患者の下肢に生じる感染症，潰瘍，深部組織の破壊性病変」とされています．
- ちょっとした足のトラブル（乾燥，白癬，胼胝）から潰瘍・壊疽・下肢切断に至るまで，実に幅広い病態を指します．

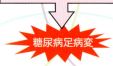

糖尿病足病変の発生要因

生活状況
・リスクとなる靴を履く仕事や趣味
・足の圧迫やずれを増す生活状況
・足の血管障害を起こしやすい生活状況
・足の清潔が保ちづらい生活状況
・外傷・熱傷など危険が及びやすい生活状況

足の状況
神経障害／末梢血管障害
→ 皮膚の損傷（圧迫・ずれ・外傷・熱傷など）
→ 身体防御機能（皮膚機能・免疫機能・細胞再生力など）の低下
→ 糖尿病足病変

全身状態
・皮膚損傷の原因となる身体状況
　姿勢・歩き方の変化による足への荷重増加など
・身体防御機能低下にかかわる身体状況
　高血糖，低栄養，末梢循環障害など
・セルフケアに影響する身体状況
　運動機能障害，視力障害，認知障害など

セルフケア状況
必要性を知らない
ケアの方法を知らない
実行しづらい状況がある など

文献1より引用

フットケアとは

Point!

- 足病変の発症を予防し，患者の大切な足を守ること．
- 患者が足病変に関心を持ち，予防的ケアと早期発見・早期治療を自らが行えるよう，その手段や方法を看護師が伝授していくこと．

- フットケアは「足のケア」といった局所的なものではなく「足から全体を見ること」．
- 足だけを焦点化するのではなく，「足の状況」「全身状況」「生活状況」「セルフケア」の4つの視点を関連づけてアセスメントしたうえでケアをしていくところに，看護師としてのフットケアを行う意義がある[2]．

糖尿病患者のフットケア

- 単に「爪を切る，胼胝を削る」といった処置ではなく，「患者の足をケアするためのアセスメントを行い，患者自身が足を大切にできるように働きかけ，糖尿病を持ちながら生活する患者を支援するケア．
- 患者が自分らしく生きていくために重要な役割を担う"足"をとおして，その人の心に触れ，その人らしさを支えるケア．
- 「足の観察や日ごろからの手入れ」が大切であると実感できるよう継続的に働きかけ，患者の足への関心を目覚めさせるケア．

注意！

- 足を他人に見せることには抵抗感があることを知り，礼儀を持って接する．
- 他人に爪を切られるのは恐怖や不安があるものである．安心して足を預けてもらえるよう，声かけ・コミュニケーション・確かな技術で信頼関係づくりに心がける．

フットケアを始める前に

フットケアを行うには，まず必要な道具をそろえることから始まり，身だしなみを整えるなどの事前準備が大切です．

フットケアの道具

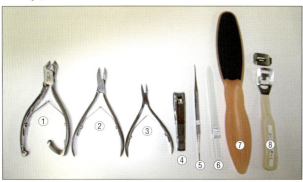

① ニッパー（大）：肥厚した硬い爪をカットする．爪根や爪母に負担が少ない
② ニッパー（中）：通常のサイズ
③ ニッパー（小）：爪の細かい部分をカットする
④ 爪切り：一般的な爪切り
⑤ ゾンデ：爪の垢や角質を取るときに使用する
⑥ ガラス製の爪やすり：爪の切り口を整える
⑦ レデューサー：足底の角質を除去するときに使用する
⑧ コーンカッター：胼胝などを削る．メスより安全に使用できる

◎足浴の道具
① ベースン（またはバケツ）
② ベースンの下に敷く処置用シーツ
③ ベースンにセットするビニール袋（70Lポリ袋）
④ シャワーボトル（すすぎ用）
⑤ 石鹸
⑥ 洗浄用のガーゼ1枚
⑦ 温度計
⑧ タイマー　⑨ タオル

器具の消毒

- フットケアは，基本的には皮膚に触れる（ノンクリティカル）ケアですが，粘膜や創のある皮膚と接触する（セミクリティカル）可能性もあるため，感染予防対策には注意が必要です．
- 器具や物品を介して感染を拡大させるおそれがあるため，感染予防のためにディスポ以外のものは1回ごとに消毒を行います．
- 院内における感染対策委員会や感染管理認定看護師と連携し，物品の消毒方法などフットケアにおける感染予防対策について相談し，道具それぞれの適切な消毒の方法や消毒時間を確認します．

スポルディングの分類による器材の処理方法

器材の分類	処理方法	器材（例）
クリティカル（無菌の組織または血管系に挿入する）	滅菌（オートクレーブ，EOガス，過酸化水素ガスプラズマ）	手術用器械，循環器または尿路カテーテル，移植埋め込み器具，針など
セミクリティカル（粘膜または健常でない皮膚に接触するもの）	高水準～中水準消毒（グルタラール，フタラール，過酢酸，0.1％次亜塩素酸ナトリウム）	呼吸器系器具，軟性内視鏡，咽頭鏡，気管内チューブなど　フットケア器具（ニッパー，やすり，グラインダーなど）
ノンクリティカル（健常な皮膚とは接触するが，粘膜とは接触しない）	中水準～低水準消毒（ベンザルコニウム，アルコール系消毒薬，0.02～0.1％次亜塩素酸ナトリウム）洗浄，清拭	ベッドパン，血圧計のマンシェット，聴診器など　フットケア物品（足浴用バケツ，ベッドなど）

文献3より引用

❖ 糖尿病患者のフットケア

MEMO ニッパーの消毒方法の例

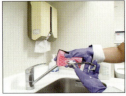
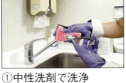
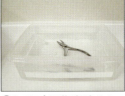
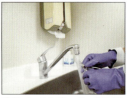

①中性洗剤で洗浄　②流水で水洗い　③0.1％次亜塩素酸ナトリウムに30分浸ける　④流水で水洗いして乾燥

感染予防を認識し，身だしなみを整える

スタンダードプリコーション

- すべての患者の①血液，②汗を除くすべての体液，③傷のある皮膚，④粘膜には，感染性があるものとして取り扱う．
- 手袋：接触感染を予防
- マスク・ゴーグル：爪やすり時の飛散の防止
- エプロン：衣服への汚れ防止

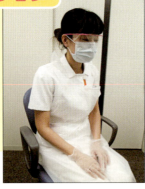

感染予防のための必要物品

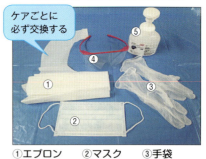

ケアごとに必ず交換する

①エプロン　②マスク　③手袋　④ゴーグル　⑤手指消毒剤

フットケアをする場所

Point!
- 「フットケアをする場所」をあらかじめ決めておくと，効率的に掃除ができ，危険防止や感染予防に役立ちます[4]．

ある程度の広さがある場所　**足をよく観察できる明るい場所**　**水回りが近い場所**

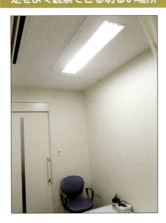
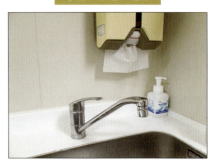

正しい位置からフットケアを行う

Point!
- 患者がリラックスでき，ケアする側も楽な姿勢で行う．
- 患者の足と看護師の高さの位置関係は，看護師が安全・確実に実施できるようにする．
- タオルや座布団などを活用して，患者の身体を安定させる工夫をする．
- ケアする姿勢が決まったら，患者に痛いところがないか，身体に無理がかかっていないかを確認する．

椅子に座って行う場合

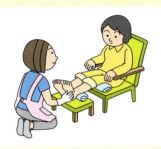

- 太ももの下に折りたたんだタオルを入れ，足首の下に丸めたタオルを置いて姿勢を安定させる．

車椅子に座って行う場合

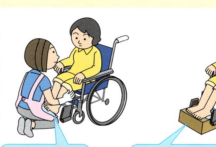

患者の足を看護師の膝の上に置く

台を使う方法もある．台の上にタオルを敷くと，踵に負担がかからない

- 看護師は患者の椅子より低めの椅子に座るなどして，高さを調整する．

ベッドや布団上で仰臥位で行う場合

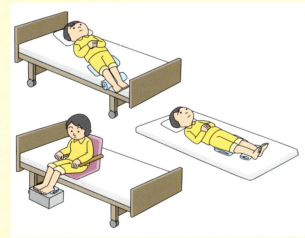

- 太ももの下に折りたたんだタオル，足首の下に丸めたタオルを置くと，爪先が下を向き見やすい．

注意!
◎患者が安定しない姿勢で行うのは避ける

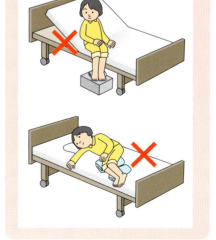

図は文献5を参考に作成

◆ 糖尿病患者のフットケア

足浴

足浴はフットケアの重要な看護技術の1つです．血流改善，リラックスなどさまざまな効果がありますが，フットケアを行う際の足浴の目的としては「清潔の保持」「観察の機会」「皮膚や爪の浸軟」などがあげられます．皮膚や爪の汚れを落として清潔にし，足を観察することでトラブルの早期発見につながります．また，皮膚や爪を軟らかくして角質を取れやすくし，安全にケアを提供することができます．

必要物品

- 手袋　● ビニールエプロン　● マスク　● ゴーグル　● 温度計
- 手指消毒剤　● ベースン（またはバケツ）　● 湯（38〜40℃）
- ベースンの下に敷く処置用シーツ　● シャワーボトル（すすぎ用）
- ベースンにセットするビニール袋（70Lポリ袋）
- 洗浄用のガーゼ1枚　● タイマー　● タオル2枚
- 石鹸（皮膚のpH〈弱酸性〉に近く，皮脂を奪う程度の少ない低刺激性のものを選択）

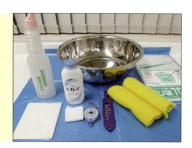

手順

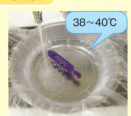

注意！
● 潰瘍や壊疽のある患者は，足浴を行うことが感染の要因になるおそれがあるため，創がある患者は，医師の指示のもとで行う．

①ベースンにビニール袋をセットし，温度計で温度（38〜40℃）を確認しながら，足首の上まで浸かる程度の湯を用意する．

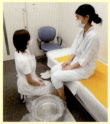

注意！
● 足は普段，人目にさらすことが少ない部位のため，他人に見せたり，触られることに抵抗がある患者は少なくない．しっかり説明してから行う．

②ケアの前には足浴の目的，効果，手順，所要時間を説明し同意を得る．

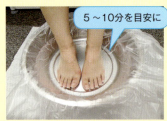

③患者の服が濡れないようズボンを膝上まで上げ，湯にゆっくりと浸ける．

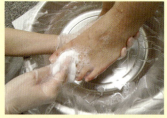

④泡立てた石鹸をガーゼにつけ，足と趾の間を泡で包むように優しく洗浄する．

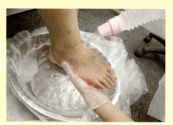

⑤洗い終わったらシャワーボトルで湯をかけ，石鹸を洗い流す．

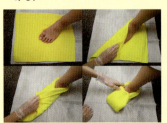

⑥足にぴったりフィットするようにタオルで包み水分を拭き取る．

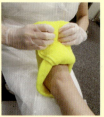

⑦足趾の間は水分が残りやすいので，拭き残しがないか目で確認する．

Point!
● 足浴は，患者に「気持ちいい」と感じてもらうことで緊張がほぐれ，傾聴しやすい環境になりコミュニケーションの場になります．足に関する情報収集をしながら足に触れ，トラブルの有無を確認しましょう．
● 足浴をていねいに行うことで「足は大切」と感じてもらうことができ，患者の足に対する関心を高めることができます．

糖尿病患者のフットケア

爪のケア

爪のケアとは「爪を切ったり整えたりすること」[6]と定義されています．爪の観察をする，爪をていねいに拭く，爪を切る，やすりをかけるなどして爪を整えることです．爪の構造をしっかり理解したうえでフットケアを行いましょう．

爪の構造と機能

Point!

- 爪は，表皮の角質が変化して硬くなったもので，硬ケラチンと呼ばれる蛋白質からできている．
- 爪の成長は，1日に約0.1mmといわれ，夏は冬に比べて伸びが速く，また若い人ほど成長が速いといわれている．
- ホルモンの関係で，女性より男性のほうが伸びが速い．
- 手の爪が生え替わるのは約6カ月，足の爪では約10～18カ月かかるといわれている．

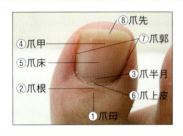
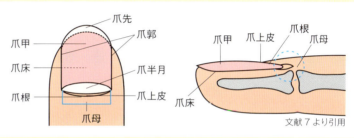

文献7より引用

①爪母（そうぼ）：新しい爪がつくられるところ．爪の成長に最も大切な部分
②爪根（そうこん）：爪の根元の部分
③爪半月（そうはんげつ）：爪の根元にみられる白い部分．水分を多く含んでおり白く見える
④爪甲（そうこう）：爪全体のことをいう
⑤爪床（そうしょう）：爪を支えている部分
⑥爪上皮（そうじょうひ）（甘皮）：爪上皮は爪母，爪半月を保護し，水分の蒸発を防ぐ働きがある
⑦爪郭（そうかく）：爪が一定方向に伸びるように，爪のフレームを形成している
⑧爪先（つまさき）：爪甲が爪床から離れている部分．爪先には何もないので割れやすく，水分や脂分も少なくなっている

美しい爪・健康な爪の条件

- 爪の形は，後爪郭から爪先にかけてなだらかな弓なりを描いている．
- 桜貝のようなピンク色を帯びている．
- 弾力性がある．
- うるおいがある．

爪の切り方

- 伸びすぎないようにこまめに切る．
- 丸く切らずに直線に切る（ストレートカット）．
- 深爪をしない．
- 巻き爪など変形した爪は無理に切らない．
- 爪切りでうまく切れないときは皮膚を傷つけないように爪やすりを使用する．
- 爪は明るい場所で切る．

正しい爪の切り方　三角切り　丸切り　短すぎる爪

爪の変形の原因は，不適切な爪切りによることが多い．正しく爪を切ることで予防することができる

はじめての糖尿病看護

◆ 糖尿病患者のフットケア

 角質除去

Point!

- 足浴をして足をきれいに洗浄しても，爪の周囲には角質（垢）が残っています．とくに高齢患者では，足のケアをしていないと爪と皮膚の境界が癒着して一体となっていることが多く，爪と皮膚の境目がわかりづらいことがあります．
- このような状態で爪を切ると，皮膚まで切ってしまうおそれがあるため危険です．
- 角質をしっかり取り除くことで白癬菌やその他の細菌の繁殖を防ぎ，感染予防にもつながります．
- 爪切りを安全・確実に行うために角質除去はとても重要です．

必要物品

- 手袋
- ビニールエプロン
- マスク
- ゴーグル
- 手指消毒剤
- 処置用シーツ
- ガーゼまたは消毒綿2枚
- ゾンデ（使い捨て耳かき付き綿棒・ストローでも代用可能）

ストローは，先を丸く切ってゾンデのように使用することができます

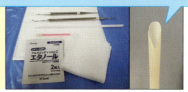

手順

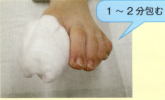

1～2分包む

①爪を軟らかくしてケアを行いやすくするために足浴をする．足浴をする時間がとれない場合は，お湯で濡らしたガーゼで1～2分包み角質を軟らかくする[8]．

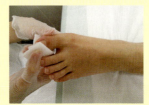

②ガーゼまたは消毒綿（消毒綿を使用するときは個人に合ったものを選択する[8]）で爪甲周囲を軽く拭く．

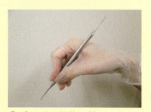

③ゾンデは鉛筆を持つような感じで利き手に持つ．

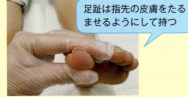

足趾は指先の皮膚をたるませるようにして持つ

④反対の手で趾を支え，爪の先端や爪周囲の角質の状況を確認する．

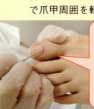

注意！皮膚が弱い患者の場合，皮膚を傷つけるおそれがあるため，ゾンデを使用せず綿棒を使用する

⑤後爪郭の余分な角質を取り除く．きれいな爪上皮（甘皮）は取り除かないように注意する[9]．

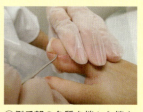

⑥側爪郭の角質を端から端まで取り除く[9]．

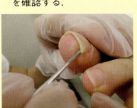

⑦ゆっくりと爪と皮膚の境界にゾンデを挿入し余分な角質を取り除く．

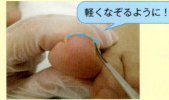

軽くなぞるように！

⑧趾先の形に沿って，数回に分けて角質を除去していく．

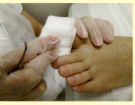

⑨出てきた角質は湯で濡らしたガーゼまたは消毒綿で拭き取る．

糖尿病患者のフットケア

爪切り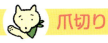

Point!

- 足の爪は趾先を保護したり，足趾の感覚や力を増加させ，足の先端にかかる荷重のバランスをとっています．
- そのため，足の爪に1つでも障害があると正常な立位や歩行が困難になり，足の変形や障害を引き起こします．
- とくに高齢患者では，伸びたままの爪は転倒や骨折，寝たきりの原因になりやすいため，爪切りはとても重要です．

必要物品

- 手袋
- ビニールエプロン
- マスク
- ゴーグル
- 手指消毒剤
- 処置用シーツ1枚
- ガーゼまたは消毒綿2枚
- ニッパー1本
- ガラス製の爪やすり1本

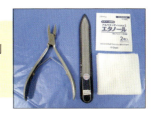

手順

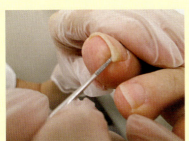

①ゾンデで爪と皮膚の境界を確認し角質を除去する．

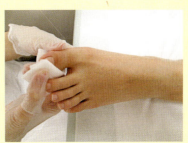

②湯で濡らしたガーゼまたは消毒綿（消毒綿を使用するときは個人に合ったものを選択[8]）で爪甲周囲を軽く拭く．

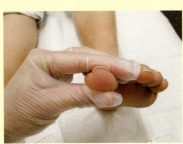

③利き手でないほうの手で足趾を固定する．

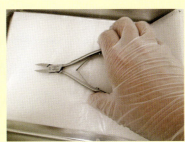

④ニッパーは平らな面が刃である．刃を上にしておき，利き手に包み込むようにするとうまく持てる．

◆ 糖尿病患者のフットケア

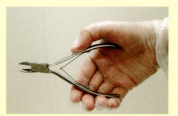

⑤ニッパーの刃（平らな面）を患者側に向け，下の持ち手部分を握りこむ．

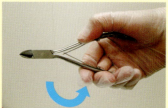

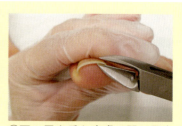

⑥下の刃を爪と皮膚の間に固定し，上の刃だけが動くようにして切る．一気に切ろうとせず，ニッパーの刃先1/3を使用し，少しずつ切っていく．

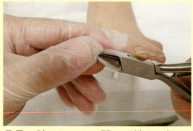

⑦足の趾はしっかり開いて持ち，切る瞬間に爪が飛ばないようにニッパーの刃先を母指で押さえる[10]．

注意！
- 刃いっぱいに爪を挟んで切ろうとすると，爪への負担が大きくなり，痛みを伴ったり，ひび割れてしまうことがある．
- 爪が厚すぎてニッパーで切れない場合は，無理に切ると爪が割れるため，爪やすりか電動やすりで削る．

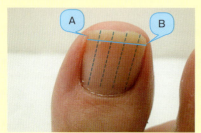

⑧爪はスクエアオフに切る．

Point！
- 爪全体を見て，縦に5等分になるようにイメージし，両端A，Bの部分は斜めに切りすぎないよう爪の角は丸みをつける程度にしてスクエアオフに切る[11]．

注意！
- 爪は構造上，縦に線が入っているため，斜め方向にカットしすぎるとバイアスが発生し，そこから内側へ巻き込まれ，巻き爪の原因になる[8]．

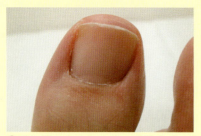

⑨爪先端の白くなっている部分（フリーエッジ）を1mm程度残すくらいがちょうどよい長さである[11]．

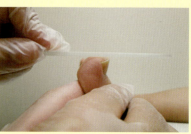

⑩足趾の先端に爪やすりなどの平らなものを当てて，爪と趾先が同じくらいの長さになることが望ましい．

糖尿病患者のフットケア

やすりがけ

Point!
- 爪のやすりがけは，爪の切り口を整えるために行います．
- 切ったままの状態では，爪が靴下やタオルケットにひっかかって割れたり，けがをしやすくなります．
- 爪の先端部分のひっかかりがないように，なめらかに整える目的でやすりがけを行います．

必要物品
- 手袋
- ビニールエプロン
- マスク
- ゴーグル
- 手指消毒剤
- 処置用シーツ1枚
- ガーゼまたは消毒綿2枚
- ガラス製の爪やすり1本

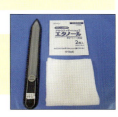

手順

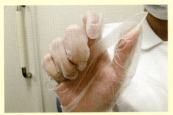

①環指と小指でやすりの端を持ち，母指でやすりのもう片方の端を押さえて固定する[12]．

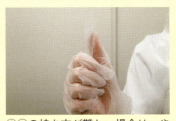

②①の持ち方が難しい場合は，やすりの端を握るように持つ[12]．

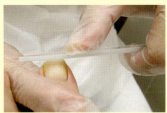

③やすりは削る趾に対して直角にあてる．

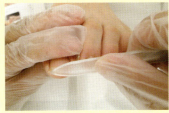

④爪の左右の端から中央に向かって横にやすりをかける．できるだけ，やすり面は端から端まで大きく使って一定方向に軽く削る．

Point!
- 爪の形を無視して一直線にかけると不快な摩擦が起きやすくなる．
- 爪のアーチ形を無視せずに，やすりの端から端を大きく使って軽く削るとなめらかになる．
- やすりの一部分だけを使っていてはきれいに削ることができない．

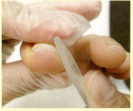

⑤爪の両端は角をていねいに削る．

注意！ 爪にやすりをかけるときは往復がけはしない．のこぎりを使うように力を入れてゴシゴシかけると，やすりの振動が爪の根元に伝わり，患者に痛みや不快感を与えてしまう

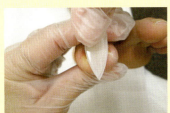

⑥上から下へ縦にやすりがけをする．往復がけはしない．

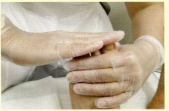

⑦患者の爪先をなぞるように触り，ひっかかりがないか確認する．

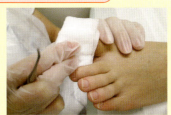

⑧やすりがけで出た爪の粉は，濡れたガーゼか消毒綿で拭き取る．

はじめての糖尿病看護

◆ 糖尿病患者のフットケア

巻き爪・陥入爪のケア

- 「巻き爪」は，爪が過度に内側に彎曲し爪床を挟んだ状態をいい，物理的圧迫や深爪が誘因となります．
- 「陥入爪」は，爪が食い込んで周囲の組織を損傷する状態をいい，最も多い原因は深爪で，物理的圧迫，外傷，足の変形などが誘因になります．

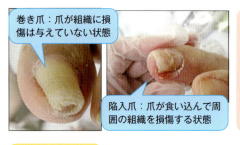

巻き爪：爪が組織に損傷は与えていない状態

陥入爪：爪が食い込んで周囲の組織を損傷する状態

 注意！
- 神経障害の強い患者は，痛みがないなど，症状が乏しいことが多いため，皮膚の損傷，感染の有無を注意深く観察する．
- 「陥入爪」の場合は悪化しやすいため，早めに皮膚科や形成外科などへの紹介が必要となる．医師へすぐに報告し，施設内の科や近隣の施設で，「陥入爪」処置をしている施設はないかリサーチし，患者に情報を提供する．

必要物品

- 手袋
- ビニールエプロン
- マスク
- ゴーグル
- 手指消毒剤
- 処置用シーツ1枚
- ゾンデ1本
- ニッパー1本
- カット綿1枚
- 布絆創膏1mm幅1枚
- はさみ

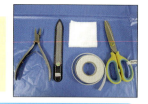

手順

看護師ができる範囲のケアには，爪切り，コットンパッキング療法，テーピング療法があります

◎爪切り

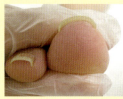 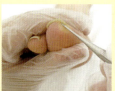 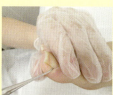 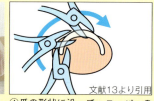

文献13より引用

①足浴の後，爪や周囲の皮膚に発赤，腫脹，熱感がないかを観察する．

②ゾンデで巻き爪の程度を確認し，角質を除去する．

③後爪郭や側爪郭も余分な角質をしっかり取り除く．

④爪の形状に沿って，ニッパーの刃を爪に対して水平に合わせ，少しずつカットする．爪は長めに残す．

◎テーピング療法　　　　◎コットンパッキング療法

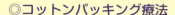

ゾンデやピンセットで，患者に痛みがないか確認しながら少しずつコットンを挿入する．

A：テープを爪甲周囲に貼る．

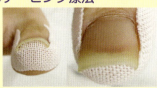 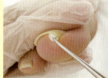

◎患者教育

- 深爪にしない．
- スクエアカットにする．
- 爪の両端は深く切り込みすぎない．
- 靴は，足趾の先端部分にゆとりがあり，爪先部分に高さがあるものにする．
- ヒールは避ける．
- 石鹸を泡立てて足趾をよく洗う．
- テープは毎日交換する．

注意！
- テープかぶれの有無を確認する．
- 伸縮性のあるテープを使用する．
- 循環障害のない人を対象に行う．

B：爪の外側から斜めに牽引し，皮膚への食い込みを軽減させる．

足白癬・爪白癬のケア

白癬症のうち最も多い疾患が，一般的に「水虫」と呼ばれ足白癬ケラチンという蛋白質を栄養源として生息するものです．「白癬症」の診断は鱗屑を採取し，「苛性カリ（KOH）検鏡法」で菌体，胞子を同定し，診断します．真菌の繁殖を防ぐため，足の清潔に留意したケアを行い，診断後は処方された外用薬または内服薬で治療します．

白癬症の種類

分類	感染部位と特徴
趾間型	●足趾の間に発赤や水疱を形成し，時にびらんを伴う ●細菌感染を併発すると，蜂窩織炎や壊疽の原因になる
水疱型	●趾間，足底などに水疱（複数集簇することが多い）を形成する
角化型	●足底が角化し，踵部に亀裂を伴うことがある ●長期の真菌感染で生じることが多い
爪白癬	●足白癬に続発して生じる ●爪の下に角質増殖し，爪が肥厚，脆弱化する

文献14より引用

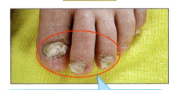

爪白癬

爪甲が粗く表面がザラザラしている．白濁や黄色に変色している

角化型

かゆみがないため，ただの皮膚乾燥だと思って放置しているケースも少なくない

足趾間に発赤や水疱ができ，皮膚がむけてびらんを形成する

趾間型

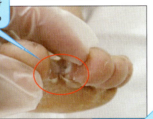

非常に激しいかゆみを伴う

水疱型

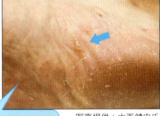

写真提供：中西健史氏

白癬症の治療とケア

治療薬

外用薬と内服薬があります

商品名（®は略）	一般名	剤形／用法（／日）
エンペシド	クロトリマゾール	クリーム・液／2～3回
アデスタン	イソコナゾール硝酸塩	クリーム／2～3回
オキナゾール	オキシコナゾール硝酸塩	クリーム・液／2～3回
マイコスポール	ビホナゾール	クリーム・液／1回
ニゾラール	ケトコナゾール	クリーム・ローション／1回
アトラント	ネチコナゾール塩酸塩	軟膏・クリーム・液／1回
アスタット	ラノコナゾール	軟膏・クリーム・液／1回
ルリコン	ルリコナゾール	軟膏・クリーム・液／1回
ゼフナート	リラナフタート	クリーム・液／1回
メンタックス	ブテナフィン塩酸塩	クリーム・液・スプレー／1回
ペキロン	アモロルフィン塩酸塩	クリーム／1回
クレナフィン	エフィナコナゾール	液／1回（適応：爪白癬のみ）
ラミシール	テルビナフィン塩酸塩	クリーム・液・スプレー・錠／1回
イトリゾール	イトラコナゾール	カプセル・内用液／2回

文献15を参考に作成

必要物品

- ●手袋　●ビニールエプロン　●マスク
- ●ゴーグル　●手指消毒剤
- ●処置用シーツ1枚　●石鹸（適量）
- ●抗真菌外用薬　●カット綿
- ●グラインダー1台　●ゾンデ1本
- ●ガラス製の爪やすり1本

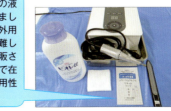

白癬には，抗真菌成分配合の液体石鹸が望ましい．抗真菌外用薬の処方が難しい場合，市販されているので在宅などで有用性が高い

❖ 糖尿病患者のフットケア

手順

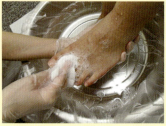

①石鹸をしっかり泡立て，足趾も含めて足全体を優しく洗う．

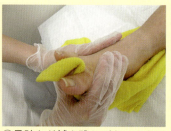

②足趾など拭き残しがないように水分を拭き取る．

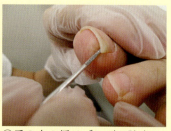

③爪の中の垢はゾンデで除去し，白癬菌の温床にならないようにする．

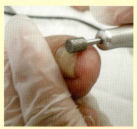

④肥厚爪は，やすりやグラインダーで少しずつ削る．

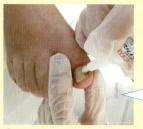

⑤爪を薄くした後，抗真菌外用薬を塗布する．

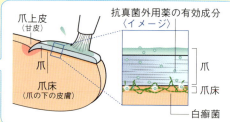

⑥指示された抗真菌外用薬を趾間，爪母部も含めて足全体に塗布する．

Point!
- 一見病変のない部分（足の側面，趾の背面，アキレス腱の周囲など）にも白癬菌はいるので，患部だけでなく足全体に塗布する[16]．
- 角質層が垢となってはがれるのに1～2カ月かかるため，きれいになってからも1～2カ月は薬を塗布する．

注意！
- 抗真菌外用薬では，接触性皮膚炎を起こすことがあるため注意する．
- 皮膚の状態が悪化する場合は，皮膚科を受診するなど対応を説明しておく．

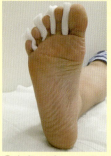

⑦皮膚のびらんが激しい場合は，バリケア®パウダーを塗布したり，趾間にガーゼやコットンを挟む[16]．

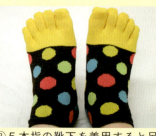

⑧5本指の靴下を着用すると足趾間にすきまが開くため衛生的である．

◎患者教育

- 毎日足を洗い，趾間，足底を観察する．
- 抗真菌外用薬を毎日塗布する（入浴後の薬剤の経皮吸収率が高まったときに塗布する）．
- 自己中断しないように支援する．
- 白癬のある人とバスマットやスリッパを共有しない．
- 靴下は毎日履き替え，5本指の靴下が望ましい（循環障害のある人は禁忌）．

糖尿病患者のフットケア

胼胝・鶏眼のケア

胼胝・鶏眼の発生機序は同じで，外部からの長期的な圧迫で起こる角質増殖です．放置すると過剰圧による皮下出血や皮下組織の損傷から足潰瘍の形成につながります．潰瘍を予防するために，胼胝・鶏眼を削り，足底圧を緩和させます．

胼胝

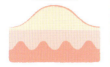

鶏眼

文献17より引用

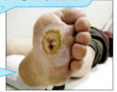

「胼胝」は一般的に「タコ」と呼ばれる

胼胝の下に潰瘍を形成している足

「鶏眼」は，一般的に「ウオノメ」と呼ばれる．角質層がくさび状に皮膚に入り込み，「芯がある」状態

◎疣贅（ゆうぜい）

- 俗にいう「イボ」．ヒト乳頭腫ウイルスが軽い外傷から侵入して表皮細胞に感染し，角質が肥厚し表皮の乳頭腫様増殖をきたす．

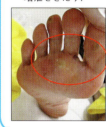

注意！
- 疣贅は，削ると広がるため削らない．胼胝や鶏眼と見分けがつかないときは処置しない．

必要物品

- 手袋
- ビニールエプロン
- マスク
- ゴーグル
- 手指消毒剤
- 処置用シーツ1枚
- カット綿
- レデューサー1本
- コーンカッター1本
- 霧吹き

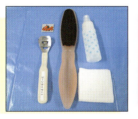

注意！
- コーンカッターでの胼胝処置は危険を伴う場合もあるため，事前に医師と話し合って看護師が行う処置の範囲を確認し，十分に練習を重ねたうえで処置する．
- 処置が難しいときは無理せず，専門家（皮膚科医）に任せるようにしよう！

手順

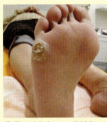

①足を観察し，胼胝，鶏眼を指で触れて角質の硬さを確認する．

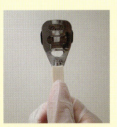

②利き手にコーンカッターを軽く持つ．

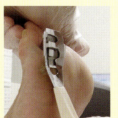

③足を把持して，削りたい部分を伸展させる．

注意！
- コーンカッターの刃と皮膚が平行になっていないと皮膚に傷をつけてしまうおそれがある．
- 刃は強く押しつけると深く切れることがあるため，軽くあて少しずつ薄く削る．
- 削りにくくなったら刃を交換する．

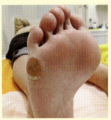

④削った部分を指で触り，角質の硬さを確認する．

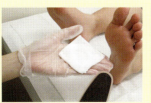

⑤霧吹きで少量の水を吹きかけ，濡らしたカット綿で足を拭き，皮膚がなめらかになるようレデューサーをかける．

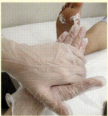

⑥保湿クリームを塗る．

◎患者教育

- 早期であれば，保湿剤の塗布をすすめ，浸軟性を保つようにする．
- パッドや中敷きを用いると圧を分散させることができるため使用をすすめる．
- 自己処理せずに，専門家に処置してもらうよう説明する．

◆ 糖尿病患者のフットケア

乾燥のケア

糖尿病の患者は，自律神経障害による発汗機能の低下や動静脈シャント血流量の増大で足が乾燥しやすくなり，角質が肥厚し亀裂へつながりやすくなっています．皮膚に十分な水分を保ち，バリア機能を維持回復させるために乾燥のケアは重要です．

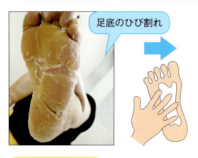
足底のひび割れ

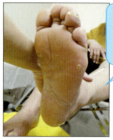
乾燥のケアをしっかり行ったら，2カ月でここまで変化しました

保湿剤吸収の速さ
① ローション
② 乳液
③ ジェル
④ クリーム
⑤ オイル
⑥ 軟膏（ワセリンを含む）

保湿剤の種類

医薬品	ケラチナミンコーワ®／ヒルドイド® ザーネ軟膏®／白色ワセリン®
スキンケア用品	セキューラ®ML（乳液） セキューラ®DC（クリーム） コラージュクリームS® キュレル®薬用クリーム

必要物品

- 手袋
- ビニールエプロン
- マスク
- ゴーグル
- 手指消毒剤
- 処置用シーツ1枚
- 保湿剤適量
- レデューサー1本

手順

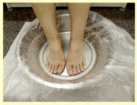
①足浴後は角質に含まれる水分が多く，保湿剤の吸収が高まるため，足浴後に行う．

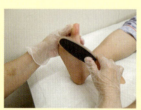
②角質が肥厚している場合は，レデューサーを使用して角質を削る．

注意！
- こすりすぎには注意し，皮膚が軟らかくなったら終了する．
- 角質が硬い場合，優しく少しずつ取れるところだけ取る．
- ひび割れがある場合，感染の原因となるため注意して行う．
- 浮腫，皮膚が弱い患者は，損傷のおそれがあるため行わない．

使用量の目安：FTU（finger-tip-unit）
FTUは，成人の示指腹側の末節部にのせた量0.5gのことで，手のひら2枚分の範囲に広げられる量
チューブ剤：示指の指腹側の末節部にのせた量約0.5g＝1FTU
ローション剤：ほぼ1円玉の大きさで0.5g＝1FTU
足部には約1g，下腿には約3gを目安に使う

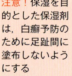
注意！ 保湿を目的とした保湿剤は，白癬予防のために足趾間に塗布しないようにする

Point!
- 角質増殖型で乾燥の強い白癬症の場合，保湿軟膏とともに処方された抗真菌外用薬を塗る．
- 通常1日2〜3回，とくに皮膚の浸軟性と吸収率が高まった入浴直後に塗布する．
- 保湿剤塗布後は靴下を着用すると保湿効果が維持されやすい．

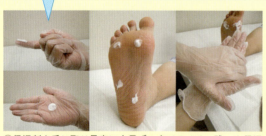
③保湿剤を手に取り足底に少量ずつ点でのせる．残った保湿剤は，手のひらをこすり合わせて皮膚温になじませる．

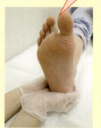
④軟膏は踵を中心に塗布し，足底に刷り込むように塗り伸ばす．

糖尿病患者のフットケア

マッサージ

血液やリンパの流れをよくし，浮腫の軽減，血流増加が期待できます．筋肉の緊張を緩和させ，筋肉や関節の疲れや疼痛を取り，リラクセーション効果も期待できます．

マッサージの効果

皮膚	●皮膚温度の上昇，分泌や皮膚呼吸の促進 ●オイルやクリームを使用すると保湿効果を高め，なめらかさ・発汗がうながされる
筋・骨格系	●硬くなっている筋肉・腱・軟部組織の疲労回復 ●筋肉を軟らかくし，より弾力を持たせる．骨液量の増加をうながし，関節可動域を広げる手助けをする
循環系	●血行促進（血液・リンパの流れの促進）
神経系	●リラクセーション効果により気分がよくなり，心身の緊張がほぐれる

文献18より引用，一部改変

必要物品

- ●手袋
- ●ビニールエプロン
- ●マスク
- ●ゴーグル
- ●手指消毒剤
- ●処置用シーツ1枚
- ●保湿剤もしくはマッサージオイル

手順

注意！
- ●足に傷がある場合，感染を拡大させる危険性があるため，マッサージは禁忌．
- ●抗凝固薬，ステロイドを長期服用中の患者は皮膚が脆弱で，紫斑やスキン-テア（皮膚裂傷）を形成しやすいため注意する[19]．

◎足底のマッサージ

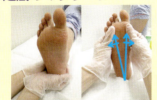

踵から足底を包み込むようにして保湿剤を塗布し，母指を使って足底にある3つのアーチ（内側縦アーチ，外側縦アーチ，横アーチ）に沿って押しながら滑らせる．

◎足背のマッサージ

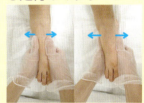

足の甲を左右に広げるようにして持ち，内側から外側へ母指を滑らせる．

◎足趾のマッサージ

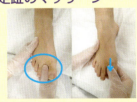

母指で趾間を数秒押し，足趾を指で挟み，末梢に向かってひっぱる．

◎足のツボの刺激

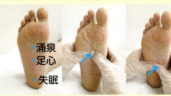

涌泉，足心，失眠という3点のツボを両手の母指を使ってゆっくり押す．

◎アキレス腱伸ばし

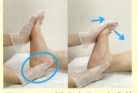

手のひらで踵を支え，もう片方の手で中足骨辺りを押し，アキレス腱を伸ばす．

◎下腿のマッサージ

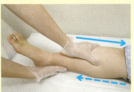

母指と示指を開いて，手のひらを足に密着させ，前面は中枢に向かって滑らせる．後面は膝裏からアキレス腱に向かって末端へ滑らせる．

Point!
- ●足浴後など足を温めてから行うと効果的．
- ●患者が心地よいと感じることを基準に組み合わせを選ぶ．
- ●10～15分程度で行う．
- ●マッサージ前後の皮膚の観察を行う．

はじめての糖尿病看護　127

◆ 糖尿病患者のフットケア

歩き方の指導

歩くことは人間にとって当たり前のことですが，間違った歩き方をしていると身体や足に悪影響を及ぼし，足病変へつながります．糖尿病患者にとって正しく歩くことは大切です．

正しい歩き方

Point!
- よい姿勢を保つ（お尻の穴を締め，下腹部に力を入れて背筋を伸ばす）．
- 歩幅は広く，腕は軽く曲げて自然に振る．
- 踵から着地する．
- 動きやすい服装で，靴下を着用して運動靴を履く．

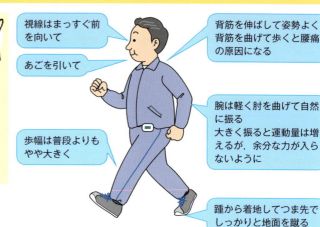

- 視線はまっすぐ前を向いて
- あごを引いて
- 歩幅は普段よりもやや大きく
- 背筋を伸ばして姿勢よく　背筋を曲げて歩くと腰痛の原因になる
- 腕は軽く肘を曲げて自然に振る　大きく振ると運動量は増えるが，余分な力が入らないように
- 踵から着地してつま先でしっかりと地面を蹴る

重心の移動

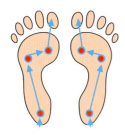

Point!
- 着地の際には，「踵→小趾側→母趾側」の順に重心移動させ，足の裏全体で体重を受け止められるスピードで歩く．
- 重心移動は，図の→のようになるように意識する[20]．

歩行周期

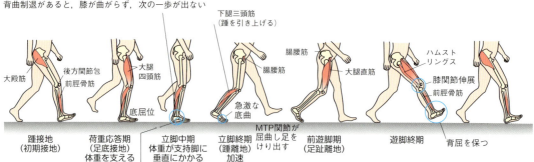

次の瞬間足関節が背曲することで次の一歩が出せる．背曲制退があると，膝が曲がらず，次の一歩が出ない

大殿筋／後方関節包／前脛骨筋／大腿四頭筋／底屈位／下腿三頭筋（踵を引き上げる）／急激な底曲／腸腰筋／腸腰筋／大腿直筋／ハムストリングス／膝関節伸展／前脛骨筋

踵接地（初期接地）／荷重応答期（足底接地）体重を支える／立脚中期 体重が支持脚に垂直にかかる／立脚終期（踵離地）加速／MTP関節が屈曲し足をけり出す／前遊脚期（足趾離地）／遊脚終期／背屈を保つ

足のアーチがクッションになる

文献21を参考に作成

靴の選び方

> **Point!**
> ● 靴が足にフィットしていないと，靴ずれを起こしたり，血管を圧迫したりします．足病変の予防に靴選びは大切です．

足のサイズを正しく測る

● 靴のサイズには，日本での一般的な規格としてJIS規格があり，踵から足趾の最長部位まで（足長）と母趾と小趾の付け根の周囲径（足囲）に応じて，足の寸法が決定されています．

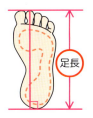 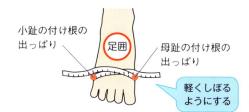

> **注意！**
> ● 普段着用する靴下を履いた状態で立位で測定する．
> ● 左右を測定する．
> ● mm表記で記録する．

靴のサイズの決定[22]

例）50歳女性
右足：足長235mm・足囲249mm
左足：足長233mm・足囲251mm

↓

● 「成人女性」のJIS規格表を使用する．
● 足長は記載数値より「－2～＋2mm」の範囲を参照する．
● 足囲は記載数値より「－3～＋2mm」の範囲を参照する．

↓

表から「サイズ23.5／EEEE」表記の靴が最適な一足となる．

JIS規格表：成人女性用

足長／mm	E	EE	EEE	EEEE
220	222	228	234	240
225	225	231	237	243
230	228	234	240	246
235	231	237	243	249
240	234	240	246	252
245	237	243	249	255

文献23より引用

足の形を見る

● 人の足形を足趾の長さバランスでみたとき，大きく分けて3種類に分類される[24]．
● 日本人に多いのは，スクエア型，ギリシャ型といわれている[24]．
● 靴は，足長，足囲のみならず，靴のつま先の形状，つま先の高さなどを足に合わせて検討して選択することが非常に重要である[25]．
● 靴のつま先の形状は，ラウンドタイプとオブリークタイプが糖尿病患者に適している[25]．

足の形

エジプト型　ギリシャ型　スクエア型

靴のつま先の形状

オブリーク・トウ　ブラント・トウ　ポインテッド・トウ

スクエア・トウ　　ラウンド・トウ　セミ・ラウンド・トウ

◆ 糖尿病患者のフットケア

購入時のポイント

Point!
- 夕方になると朝より0.5cm大きくなるため，夕方を基準にサイズを選ぶ．
- 透析患者では，透析直後は避ける．
- 足全体にフィットし，つま先が0.5〜1cm程度の余裕があるものを選ぶ．
- 左右の足が違うことがあるため，左右両側の靴を履いて確認する．
- 立って歩いて履き心地を確かめる．
- 自分に合った靴を選ぶことが難しい場合は，靴の指導員（シューフィッター）のいる店で相談する．

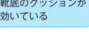

- 中敷が取り出せて形が足に合っている
- ひもで結ぶタイプ，または面ファスナー式
- 踵の回りがしっかりしている
- 天然革素材で柔らかく通気性に富んでいる
- 靴底のクッションが効いている
- 指のつけ根部分だけが屈曲する
- つま先に余裕がある

正しい靴の履き方

Point!
- 新しい靴は，最初から長時間履かずに，徐々に慣らしていく．
- 靴を履く前には小石などの異物が入っていないか中をチェックする．
- 素足で履くことは避け靴下を履く．
- ハイヒールなど，1カ所に体重がかかるものは避ける．
- 目的に沿って履き分ける（運動時には運動靴を履く）．
- ひもは毎回締め直す．

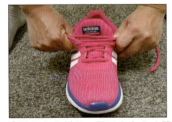

①靴ひもを緩め，履口を大きく開く．

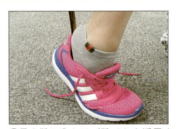

②足を靴に入れる（靴べらを活用すると履きやすい）．

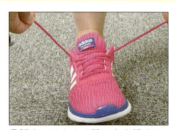

③踵をつけたまま靴ひもを軽くひっぱる．

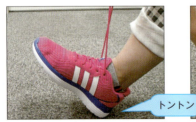

トントン

④つま先を上げて踵をトントンと床に落とし，足の踵と靴の踵を合わせる．

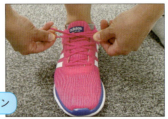

⑤靴ひもを甲でしっかりとしばる．

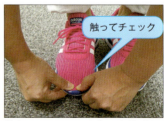

触ってチェック

⑥立ってみて，つま先に余裕があるか，足の趾があたってないか指で確認する．

糖尿病患者のフットケア

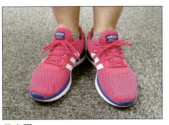
⑦完了

履いたときのチェックポイント

- 指を動かすゆとり（黄色の部分）
- 適度な締めつけと固さ（赤の部分）
- 横ピッタリ
- 指先に余裕

靴下の選び方・履き方

Point!

- 通気性のよい綿かウールのものを選ぶ．
- 足を締めつけ過ぎず，ずれても下がらないサイズのあったものを履く．
- 出血に気づきやすい白や薄い色のものがよい．
- 毎日履き替えて清潔を保つ．
- 雨水で濡れたときは早めに履き替える．
- 歩行が不安定な人は，滑らない素材や転倒予防のできる足底に滑り止めのあるものを選ぶ．
- 靴下の2枚重ねは，循環障害のもとにもなるため避ける．

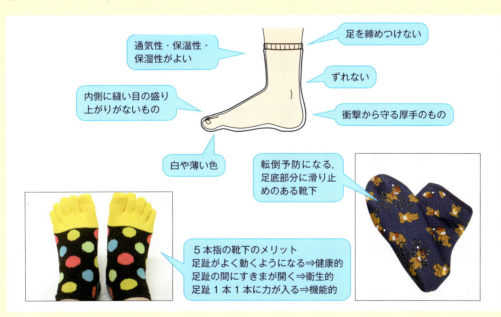

- 通気性・保温性・保湿性がよい
- 足を締めつけない
- ずれない
- 内側に縫い目の盛り上がりがないもの
- 衝撃から守る厚手のもの
- 白や薄い色
- 転倒予防になる，足底部分に滑り止めのある靴下
- 5本指の靴下のメリット
  足趾がよく動くようになる⇒健康的
  足趾の間にすきまが開く⇒衛生的
  足趾1本1本に力が入る⇒機能的

糖尿病患者のフットケア

引用・参考文献

1) 添田百合子."フットケア外来でできること".糖尿病フットケア外来スタートブック.糖尿病ケア春季増刊.添田百合子編著.メディカ出版,2011,20-5.
2) 日本糖尿病教育・看護学会編."看護としてのフットケア:看護としてのフットケアの意義".糖尿病看護フットケア技術.第3版.日本看護協会出版会,2013,2-9.
3) 中村忠之."フットケア時における感染対策".はじめよう!フットケア.第3版.日本フットケア学会編.日本看護協会出版会,2013,188-91.
4) 宮川晴妃."Q9フットケアをいつ,どこで行っていますか?".高齢者のフットケア.厚生科学研究所,2006,38-43.
5) 前掲書4,宮川晴妃."Q12正しい位置からフットケアを行っていますか?".44-7.
6) 日本看護科学学会編.看護行為用語分類.日本看護協会出版会,2005,120.
7) 室谷良子."爪の構造と機能".ピクチャーブック爪のケア・手足のケア技術.看護の科学社,2009,7-9.
8) 前掲書2,"適切なケア方法の検討:フットケアに必要なケア技術".108-13.
9) 柏本佐智子."フットケアの方法:爪甲周囲の角質除去".糖尿病フットケア完全マスター.瀬戸奈津子編.メディカ出版,2009,66-7.
10) 前掲書9,柏本佐智子."フットケアの方法:爪切り".68-9.
11) 前掲書4,宮川晴妃."Q18正しい爪の切り方を理解していますか?".66-71.
12) 前掲書9,柏本佐智子."フットケアの方法:爪のやすりがけ".70-1.
13) 前掲書3,西田壽代."フットケアの実際:管理困難な爪のケア".159.
14) 柏崎耕一,土方ふじこ."糖尿病合併症の理解:糖尿病足病変".糖尿病看護ビジュアルナーシング.平野勉監修.学研メディカル秀潤社,2015,158.
15) 安部正敏編著.たった20項目で学べる 外用療法.学研メディカル秀潤社,2014,30,(皮膚科学 看護スキルアップシリーズ,②).
16) 原田和子.白癬のケア(爪白癬・足白癬).コマ送り写真で完全マスター!フットケアの必須テクニック.糖尿病ケア.13(3),2016,52-4.
17) 竹之下博正."胼胝・鶏眼".糖尿病患者100人の足から学ぶフットケア実践BOOK.糖尿病ケア春季増刊.安西慶三ほか編著.メディカ出版,2015,56-61.
18) 前掲書1,安田幸司."フットケアをする:マッサージ".170-3.
19) 酒井宏子.保湿ケア.マッサージ.コマ送り写真で完全マスター!フットケアの必須テクニック.糖尿病ケア.13(3),2016,55-9.
20) 前掲書17,松田拓朗."歩き方の指導".224-6.
21) 前掲書2,"フットケアのための基礎知識:足の構造と機能".23.
22) 前掲書17,倉冨英史."市販靴の選び方".227-32.
23) 足と靴と健康協議会(FHA).足と靴と健康:靴のサイズについて.http://fha.gr.jp/ashi/size.html
24) 前掲書2,"フットケアのためのアセスメント:生活状況の把握とアセスメント".72-86.
25) 新城孝道."靴の選び方".糖尿病のフットケア.医歯薬出版,2000,34-7.
26) 前掲書4,宮川晴妃."Q14足浴の方法を知っていますか?".52-3.
27) 前掲書4,宮川晴妃."Q15足浴後,足をしっかり拭いていますか?".54-7.
28) 前掲書9,柏本佐智子."足浴".64-5.
29) 足立恵美.足浴.コマ送りで学ぶフットケアの基本.糖尿病ケア.11(3),2014,234-6.
30) 松井瑞子ほか."足浴はどのように行うか?"見開きナットク!フットケア実践Q&A.全日本病院出版会,2010,162.
31) 前掲書4,宮川晴妃."Q17なぜ角質除去が必要か知っていますか?".60-3.
32) 前掲書3,本林麻紀子."フットケアの実際:爪のケア".136-9.
33) 前掲書4,宮川晴妃."Q21爪やすりの方法を知っていますか?".86-7.
34) 前掲書3,高山かおる."フットケアの実際:陥入爪・巻き爪・肥厚爪(厚硬爪甲)の原因と治療 患者指導のポイント".150-5.
35) 前掲書2,"適切なケア方法の検討:フットケアに必要なケア技術".120.
36) 前掲書9,柏本佐智子."フットケアの方法:巻き爪のケア".74-5.
37) 前掲書3,金児玉青."足白癬・爪白癬のケア".144-9.
38) 前掲書17,金丸志保ほか."爪白癬".72-4.
39) 前掲書17,久保環."足白癬".69-71.
40) 前掲書2,"適切なケア方法の検討:足病変へのケア方法".114-23.
41) 前掲書7,室谷良子."フットケアマッサージ".96-118.
42) 前掲書14,柏崎耕一,土方ふじこ."糖尿病合併症の理解:糖尿病足病変".172.

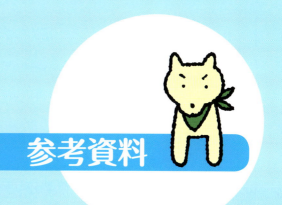

参考資料

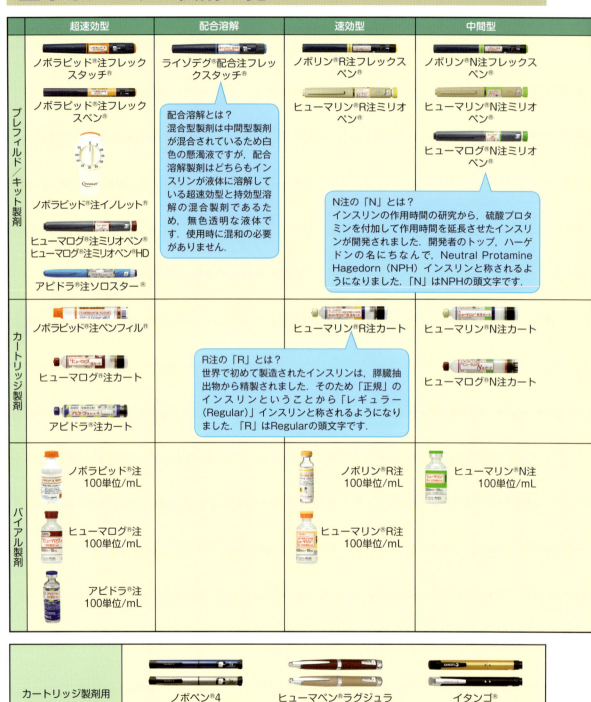

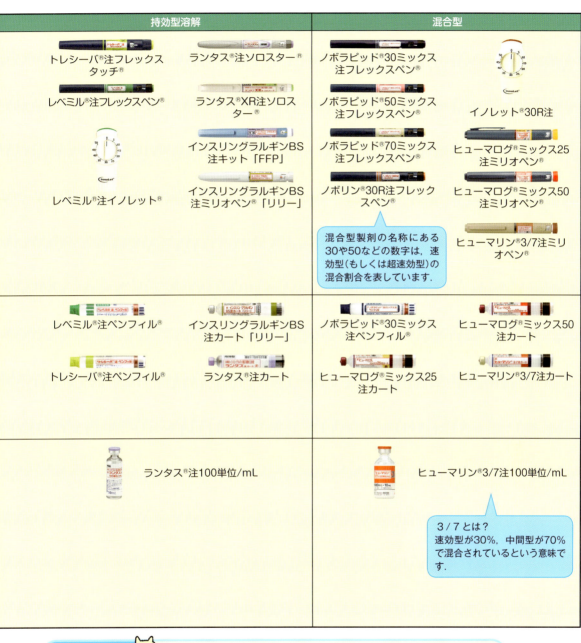

豆知識 インスリンはどのようにして作られている？

- インスリンが製造された当初は，大量のウシやブタの膵臓からインスリンを抽出していましたが，資源の確保やヒトインスリンとの構造の違いに伴うアレルギーが問題となりました．
- 近年では，バイオテクノロジーの発展により，ヒトインスリンのDNAを細菌に渡し，細菌の増殖を利用してインスリンを大量に製造するといった方法に変わり，大量に作製できるようになりました．当然，品質や安全性には十分な配慮がなされています．

◆ 参考資料

主な血糖降下薬一覧

 スルホニル尿素（SU）薬

一般名	主な商品名（®は省略）・写真	
グリベンクラミド	オイグルコン 1.25mg	オイグルコン 2.5mg
	ダオニール 1.25mg	ダオニール 2.5mg
グリクラジド	グリミクロン 40mg	グリミクロンHA 20mg
グリメピリド	アマリールOD 0.5mg	アマリールOD 1mg / アマリールOD 3mg

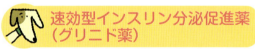 速効型インスリン分泌促進薬（グリニド薬）

一般名	主な商品名（®は省略）・写真	
ナテグリニド	スターシス 30mg	スターシス 90mg
	ファスティック 30mg	ファスティック 90mg
ミチグリニドカルシウム	グルファスト 5mg	グルファスト 10mg
レパグリニド	シュアポスト 0.25mg	シュアポスト 0.5mg

 DPP-4阻害薬

一般名	主な商品名（®は省略）・写真		
シタグリプチンリン酸塩水和物	ジャヌビア 12.5mg	ジャヌビア 25mg	
	ジャヌビア 50mg	ジャヌビア 100mg	
ビルダグリプチン	エクア 50mg		
アログリプチン安息香酸塩	ネシーナ 6.25mg	ネシーナ 12.5mg	ネシーナ 25mg
リナグリプチン	トラゼンタ 5mg		
テネリグリプチン臭化水素酸塩水和物	テネリア 20mg		
アナグリプチン	スイニー 100mg		
サキサグリプチン水和物	オングリザ 2.5mg	オングリザ 5mg	
トレラグリプチンコハク酸塩	ザファテック 50mg	ザファテック 100mg	
オマリグリプチン	マリゼブ 12.5mg	マリゼブ 25mg	

136　はじめての糖尿病看護

GLP-1受容体作動薬

一般名	主な商品名（Rは省略）・写真
リラグルチド	ビクトーザ皮下注18mg
エキセナチド	ビデュリオン皮下注用2mgペン
	バイエッタ皮下注5μgペン300
	バイエッタ皮下注10μgペン300
リキシセナチド	リキスミア皮下注300μg
デュラグルチド	トルリシティ皮下注0.75mgアテオス

ビグアナイド薬

一般名	主な商品名（Rは省略）・写真	
メトホルミン塩酸塩	メトグルコ 250mg	500mg
ブホルミン塩酸塩	ジベトス 50mg	

チアゾリジン薬

一般名	主な商品名（Rは省略）・写真	
ピオグリタゾン塩酸塩	アクトス 15mg	30mg

α-グルコシダーゼ阻害薬

一般名	主な商品名（Rは省略）・写真	
アカルボース	グルコバイ 50mg	100mg
ミグリトール	セイブル 25mg	50mg / 75mg
ボグリボース	ベイスン 0.2mg	0.3mg

SGLT2阻害薬

一般名	主な商品名（Rは省略）・写真	
イプラグリフロジンL-プロリン	スーグラ 25mg	50mg
ダパグリフロジンプロピレングリコール	フォシーガ 5mg	10mg
カナグリフロジン水和物	カナグル 100mg	
ルセオグリフロジン水和物	ルセフィ 2.5mg	5mg
トホグリフロジン水和物	アプルウェイ 20mg	デベルザ 20mg
エンパグリフロジン	ジャディアンス 10mg	25mg

◆ 参考資料

 配合薬

分類	一般名	主な商品名（Ⓡは省略）・写真
速効型インスリン分泌促進薬 ＋ α-グルコシダーゼ阻害薬	ミチグリニドカルシウム水和物10mg ボグリボース0.2mg	グルベス配合錠
チアゾリジン薬 ＋ ビグアナイド薬	ピオグリタゾン塩酸塩15mg メトホルミン塩酸塩500mg	メタクト配合錠LD
	ピオグリタゾン塩酸塩30mg メトホルミン塩酸塩500mg	メタクト配合錠HD
チアゾリジン薬 ＋ スルホニル尿素薬	ピオグリタゾン塩酸塩15mg グリメピリド1mg	ソニアス配合錠LD
	ピオグリタゾン塩酸塩30mg グリメピリド3mg	ソニアス配合錠HD
チアゾリジン薬 ＋ DPP-4阻害薬	ピオグリタゾン塩酸塩15mg アログリプチン安息香酸塩25mg	リオベル配合錠LD
	ピオグリタゾン塩酸塩30mg アログリプチン安息香酸塩25mg	リオベル配合錠HD
DPP-4阻害薬 ＋ ビグアナイド薬	ビルダグリプチン50mg メトホルミン塩酸塩250mg	エクメット配合錠LD
	ビルダグリプチン50mg メトホルミン塩酸塩500mg	エクメット配合錠HD
	アログリプチン安息香酸塩25mg メトホルミン塩酸塩500mg	イニシンク配合錠
DPP-4阻害薬 ＋ SGLT2阻害薬	シタグリプチンリン酸塩水和物50mg イプラグリフロジン50mg	スージャヌ配合錠
	テネリグリプチン臭化水素酸塩水和物20mg カナグリフロジン水和物100mg	カナリヤ配合錠

LDはlow dose（低用量），HDはhigh dose（高用量）を意味しています

チェックしておきたい情報

書籍

糖尿病治療ガイド 編著：日本糖尿病学会 刊行：文光堂

> ほぼ2年おきに改訂され，2017年1月現在の最新版は，2016年刊行の「2016-2017」です

- 日本糖尿病学会によるガイドブックで，糖尿病診療の基本的な考え方から最新情報までがわかりやすくまとめられています．

糖尿病診療ガイドライン2016 編著：日本糖尿病学会 刊行：南江堂
- 最新のエビデンスを反映した糖尿病治療指針として，糖尿病の「最新の治療法」がわかるものです．日本糖尿病学会が『糖尿病治療ガイド』とともに3年ごとに改訂を加えながら発行しています．

糖尿病食事療法のための食品交換表 第7版 編著：日本糖尿病学会 刊行：日本糖尿病協会・文光堂
- 昭和40年の初版以来，改訂が重ねられながら約半世紀にわたって使用されてきた，糖尿病食事療法の決定版といえるテキストです．

> 食事療法の指導には欠かせません！

ウェブサイト （2016.12.25確認）

一般社団法人 日本糖尿病学会 http://www.jds.or.jp/
- 糖尿病の診断・治療・予防など日本の糖尿病研究の中心を担う学会です．

一般社団法人 日本糖尿病教育・看護学会 http://jaden1996.com/
- 糖尿病教育・看護の経験や理論を整理，統合し，糖尿病教育の向上に貢献することを目的として設立された学会です．
- 糖尿病教育・看護の質向上を目指した研修の企画・運営，糖尿病看護提供の基盤となる診療報酬評価（「糖尿病合併症管理料」「糖尿病透析予防指導管理料」）にかかわる活動や支援をしています．

一般社団法人 日本糖尿病療養指導士認定機構 http://www.cdej.gr.jp/
- 糖尿病の治療環境を向上させ，チーム医療を推進するために，知識と経験が豊富な看護師，管理栄養士，薬剤師，臨床検査技師，理学療法士などの医療スタッフの育成を目指して，日本糖尿病学会，日本糖尿病教育・看護学会および日本病態栄養学会の3団体が協力し，設立されました．現在では19,000名を超える日本糖尿病療養指導士（Certified Diabetes Educator of Japan：CDEJ）が誕生し，活動しています．

公益社団法人 日本糖尿病協会 http://www.nittokyo.or.jp/
- 患者と医療者が参加し，双方が協力しながら糖尿病の啓発活動を行う代表的な団体です．さまざまな糖尿病対策事業を展開しており，小児糖尿病キャンプや啓発イベント，治療継続プログラムの開発などを行っています．
- 糖尿病連携手帳，自己管理ノート，患者用IDカードなどの制作，患者向けの雑誌『糖尿病ライフ さかえ』（月刊）の刊行も行っています．

認定特定非営利活動法人 日本IDDMネットワーク http://japan-iddm.net/
- 1型糖尿病またはインスリン依存状態（この状態をIDDMと呼びます）の患者と家族の支援団体です．
- 出版物に，『1型糖尿病［IDDM］お役立ちマニュアル（初級編，生活編，災害対応編，1型糖尿病関係者の東日本大震災，先端医療編，患者と家族の体験編）』として，1型糖尿病の患者・家族が必要とする情報をまとめた冊子があります．

糖尿病ネットワーク～生活エンジョイ物語～ http://www.dm-net.co.jp/
- 糖尿病患者やその家族，糖尿病関連医療スタッフに，幅広い情報を提供する糖尿病の総合情報サイトで，株式会社創新社が運営しています．

糖尿病リソースガイド http://dm-rg.net/
- 糖尿病医療の現場で求められる医薬品や医療機器をはじめ，食事や運動など糖尿病医療に役立つ製品，サービス，関連情報が収集・整理されている情報サイトです．株式会社創新社内日本医療・健康情報研究所が運営しています．

一般社団法人 日本生活習慣病予防協会 http://www.seikatsusyukanbyo.com/
- 「糖尿病」「脂質異常症」「メタボリックシンドローム」など，21の生活習慣病について詳しく解説しています．最新トピックス，調査・統計データなども掲載されています．

■さくいん

数字・欧文

1,5-AG	13
1型糖尿病	10
——（のインスリン分泌）	91
——の食事療法	54
——の治療	18
2型糖尿病	10
——（のインスリン分泌）	91
——に用いる血糖降下薬	83
——の食事療法	52
——の治療	20
3大栄養素	58
——のバランス	58
3大合併症	29
75gOGTT	13
——が推奨される場合	14
α-グルコシダーゼ阻害薬 28, 89, 98, 99, 107, 137, 138	
ABI	46
BMI	57
CGM	19
CKD	39
CKD重症度分類	39
CPR	13
CSII	18
CVR-R	45
DKA	15, 24
——の治療	26
DPP-4	85, 86
DPP-4阻害薬 85, 98, 99, 136, 138	
eGFR	37
finger-tip-unit	126
FTU	126
GIP	85, 86
GLP-1	85, 86
GLP-1受容体作動薬 86, 98, 99, 137	
GLUT4	72
HbA1c	12
HHS	15, 24
——の治療	26
I/C比	68
IA-2抗体	13
IFG	14
IGT	14, 31
iPro2	19
IRI	13
JDS値	12
MCP-1	82
MNCV	45
NEAT	77
NGSP値	12
N注	134
PAD	30, 31
RPE	76
R注	134
SAP	19
sensor augmented pump	19
SGLT2阻害薬 90, 98, 99, 137	
SMBG	13, 19
SNCV	45
SPIDDM	10
SU薬 →スルホニル尿素薬	
TNF-α	49, 73, 82
VEGF	34

あ

暁現象	18
アカルボース	89, 137
アキレス腱反射	45
足関節上腕血圧比	46
足チェックのポイント	47
足の形	129
足のサイズ	129
足の変形	47
足白癬	46, 123
——のケア	123
アディポサイトカイン	73
アディポネクチン	73, 82, 110
アテローム血栓性脳梗塞	48
歩き方の指導	128
アルブミン尿	37
アルミ音叉	45

い

インクレチン関連薬	86
インクレチンホルモン	85, 86
インスリン	91, 135
——の作用不足	8
——の発見	10
——分泌低下	8, 9
——分泌のしくみ	91
——分泌不全	82
インスリン/カーボ比	68
インスリン効果値	69
インスリン抗体	13
インスリン製剤	134
——注射し忘れた場合	100
——の器具	93
——の取り扱い	93
——の薬効別分類	92
インスリン注射の手技のポイント	95
（インスリン）注射部位	94
インスリン抵抗性	8, 9, 82
インスリン抵抗性改善薬	83
インスリン頻回注射	18, 94
インスリン分泌促進薬	83
インスリンポンプ	18, 94
インスリン療法の実際	94
インスリン療法の適応	92

う

ウォーキング姿勢	74
ウォーキングに適した服装の例	78
（運動の）強度	76
運動の効果	72
（運動の）時間	77
運動の種類	74
（運動の）頻度	77
運動療法	72
——の実際	78
——の指導	76
——を禁止あるいは制限したほうがよい場合	77

え

栄養成分表示の注意点	68
栄養成分表示の見方	67
エネルギー摂取量	57

さくいん

お

応用カーボカウント	19, 68

か

カーボカウント	19, 54, 55, 64
──する食品	65
外反母趾	46
角化（足病変）	46
角質除去	118
下肢挙上・下垂試験	46
空打ち	96
カルボーネン法の計算式	76
簡易ドップラー検査	46
緩徐進行1型糖尿病	10
乾燥（足病変）	46
──のケア	126
陥入爪	47, 122
──のケア	122

き

基礎カーボカウント	64
急性膵炎	86
境界型	14, 31
強化インスリン療法	94
虚血性心疾患	30, 31
亀裂（足病変）	46
禁煙	110
禁煙宣言	21

く

空腹時血糖異常	14
クスマウル大呼吸	24
靴下の選び方・履き方	131
靴の選び方	79, 129
靴の履き方	130
グリコアルブミン	12
グリニド薬	
⋯→速効型インスリン分泌促進薬	
グルカゴン	85, 86
グルカゴン負荷試験	13
クロウトゥ	46

け

鶏眼	46, 125
──のケア	125
蛍光眼底造影検査	33
経口糖負荷試験	→75gOGTT
劇症1型糖尿病	10
血圧の管理目標値	21
結果期待	104
血管内皮細胞増殖因子	33, 34
血漿血糖	12
血中Cペプチド	13
血中インスリン	13
血中ケトン体	13
血糖降下薬	136
──の種類	82
──の臓器別作用部位	83
──飲み忘れた場合	98
血糖コントロール目標値	16
血糖自己測定	13, 19
血糖値	12
血流障害を調べる検査	46
ケトーシス	56
牽引性網膜剥離	33, 34
言語的説得	105
懸濁製剤の混和方法	95

こ

抗GAD抗体	13
抗VEGF薬硝子体内注射	34
口腔ケア	110
高血圧症の治療	21
高血糖高浸透圧症候群	15, 24
──の治療	26
──の病態	26
高血糖による昏睡	15, 24
抗真菌外用薬	124
高齢者糖尿病の血糖コントロール目標	17
コーンカッター	113, 125
コットンパッキング療法	122
混合型インスリン製剤	92, 100, 135

さ

細小血管障害	29, 30
──の発症時期	29
最大酸素摂取量	76

し

自覚的運動強度	76
糸球体	36
持効型溶解インスリン製剤	92, 100, 135
自己効力感	104
──を高めるもの	105
脂質	58
脂質異常症の治療	21
（血清）脂質の管理目標値	21
歯周病	49, 110
──が与える影響	49
持続グルコース測定	19
持続性高血糖による網膜の変化	32
持続皮下インスリン療法	18, 94
自宅でできる運動の例	75
シックデイ	79, 99, 109
シックデイルール	109
シャルコー足	46
硝子体手術	34
食後高血糖	31
食事インスリン	68
食事療法	51
職場でできる運動の例	75
食品交換表	60
──の使い方	63
食品中のカーボ量	66
食品分類表	60
食物繊維	58, 65
自律神経検査	45
視力障害	35
心筋梗塞	48
神経障害を調べる検査	45
神経伝導速度検査	45
身体活動量	57
振動覚	45

す

推算糸球体濾過量	37
膵島関連自己抗体	13
水分補給	79
スタンダードプリコーション	114
スモールステップ法	104
スルホニル尿素薬	

　　　　　 …… 84，98，99，136，138
　　——とDPP-4阻害薬との併用に関
　　　する注意喚起 …………… 86

せ

精密眼底検査 ………………… 33
生理的情緒的高揚 …………… 105
世界糖尿病デー …………… 10，16
全血血糖 ……………………… 12

そ

増殖前網膜症 ………………… 34
増殖網膜症 …………………… 34
足浴 …………………………… 116
　　——の道具 ………………… 113
速効型インスリン製剤
　　　　　　…… 92，100，134
速効型インスリン分泌促進薬
　　　　　…… 85，98，99，136，138
ソフトドリンクケトーシス …… 15
ソモジー効果 ………………… 18
ゾンデ …………………… 113，118

た

大血管障害 ……………… 29，30
　　——の発症時期 …………… 29
耐糖能異常 ……………… 14，31
代理体験 …………………… 105
達成体験 …………………… 105
タッチテスト ………………… 45
多発神経障害 ………………… 43
試し打ち ……………………… 96
単純網膜症 …………………… 34
単神経障害 …………………… 43
炭水化物 ……………… 58，64，65
　　——を多く含む食品 ……… 65
蛋白質 ………………………… 58

ち

チアゾリジン薬
　　　　　…… 88，98，99，137，138
中間型インスリン製剤
　　　　　…… 92，100，134
注射針の選択と穿刺のコツ …… 97
注射針の取り付け …………… 95

超速効型インスリン製剤
　　　　　…… 92，100，134

つ

追加インスリン ……………… 54
爪切り ………………… 119，122
爪の切り方 ………………… 117
爪のケア …………………… 117
爪の構造と機能 …………… 117
爪白癬 ………………… 47，123
　　——のケア ……………… 123
爪やすり ……………… 113，121

て

低血糖 ………… 15，24，27，79
　　——の原因・誘因 ………… 28
　　——の症状 ……………… 27
　　——の対処法 …………… 107
　　——の治療 ……………… 28
　　——の要因とメカニズム … 15
テーピング療法 …………… 122

と

糖吸収調節薬 ………………… 83
糖質 …………………………… 65
糖代謝異常 …………………… 11
　　——における妊娠の管理 … 21
糖代謝異常妊婦における合併症 … 11
糖毒性 ………………………… 82
糖尿病 ………………………… 8
　　——の検査項目 …………… 12
　　——の成因分類 …………… 9
　　——の病態 ………………… 8
　　——の臨床診断の流れ …… 14
糖尿病足病変 ……… 15，45，112
　　——の検査 ………………… 45
　　——の発生機序 …………… 45
　　——の発生要因 ………… 112
糖尿病型 …………………… 14
糖尿病合併妊娠 …… 11，17，56
糖尿病看護の基礎となる3つの視点
　　　　　　　　　　………… 102
糖尿病患者の特徴 ………… 102
糖尿病患者のフットケア …… 112
糖尿病眼手帳 ………………… 35

糖尿病急性合併症 ……… 15，24
糖尿病ケトアシドーシス … 15，24
　　——の治療 ……………… 26
　　——の病態 ……………… 25
糖尿病神経障害 ……………… 43
　　——の発生機序 …………… 44
糖尿病腎症 …………………… 36
　　——悪化要因 …………… 40
　　——生活指導基準 ……… 41
　　——の検査 ……………… 37
　　——の自然経過 ………… 39
　　——の治療 ……………… 40
　　——の病期分類 ………… 38
　　——の病態 ……………… 36
　　——の療養支援 ………… 42
糖尿病性神経障害を考える会の診断
　　基準 ……………………… 44
糖尿病多発神経障害 ………… 44
　　——の検査 ……………… 44
　　——の診断基準 ………… 44
糖尿病治療の基本 …………… 17
糖尿病治療の目標 …………… 16
糖尿病慢性合併症 …………… 15
　　——の種類 ……………… 29
糖尿病網膜症 ………………… 32
　　——患者への支援 ……… 35
　　——の検査 ……………… 33
　　——の治療 ……………… 34
糖尿病療養指導の基本 ……… 102
糖の流れ ……………………… 8，9
糖排泄調節薬 ………………… 83
動脈硬化 ……………………… 31
　　——患者への療養支援 …… 31
動脈硬化性疾患 ……………… 30
　　——と糖尿病の関連 …… 30
　　——の検査 ……………… 31
糖輸送担体 …………………… 72

な

内反小趾 ……………………… 46

に

ニッパー ……………… 113，119，120
　　——の消毒方法 ………… 114
乳酸アシドーシス …………… 87

尿蛋白	13
尿中Cペプチド	13
尿中アルブミン	13
尿中ケトン体	13
尿糖	12
妊娠	11
——の許容条件	21
妊娠中の血糖コントロール目標	21
妊娠糖尿病	11, 17
——の食事療法	56
——の定義と診断基準	11
認知症	49

の

脳血管障害	30, 31
脳梗塞	48

は

配合薬	90, 98, 99, 138
配合溶解	134
白癬症	123
——治療薬	123
——の種類	123
——の治療とケア	123
ハンマートゥ	46

ひ

非運動性熱産生	77
ビグアナイド薬	87, 98, 99, 137, 138
肥厚爪	47
必要栄養素	58
皮膚潰瘍	46

標準体重	57

ふ

深爪	47
フットケア	47, 112
——器具の消毒	113
——の道具	113
——をする場所	114
ブドウ糖	28, 107
ブルーサークル	16

へ

ペットボトル症候群	15
変化ステージモデル	106
胼胝	46, 125
——のケア	125

ほ

ボグリボース	89, 137
歩行周期	128
保湿剤	126
補正インスリン	69

ま

マイオカイン	73
巻き爪	47, 122
——のケア	122
——の原因	120
マッサージ	127
——の効果	127
末梢動脈性疾患	30, 31
慢性腎臓病	39

み

ミニメド620G	19

む

無自覚性低血糖	27

も

網膜	32
目標心拍数	76
モノフィラメント	45

や

薬物療法	81
やすりがけ	121

ゆ

有酸素運動	74
——のめやす	74
疣贅	125
遊離脂肪酸	73, 82

ら

ラクナ梗塞	48

り

リポハイパートロフィー	94, 95

れ

レーザー光凝固術	34
レジスタンス運動	75
——のめやす	75
レデューサー	113

はじめての糖尿病看護−カラービジュアルで見てわかる！

2017年3月15日発行　第1版第1刷
2019年7月20日発行　第1版第4刷

編著者　石本 香好子（いしもと かよこ）
発行者　長谷川 素美
発行所　株式会社メディカ出版
　　　　〒532-8588
　　　　大阪市淀川区宮原3−4−30
　　　　ニッセイ新大阪ビル16F
　　　　https://www.medica.co.jp/

編集担当　下村美貴
装　　幀　株式会社くとうてん
本文イラスト　福井典子／みさき明良／ニガキ恵子
印刷・製本　株式会社シナノ パブリッシング プレス

© Kayoko ISHIMOTO, 2017

本書の複製権・翻訳権・翻案権・上映権・譲渡権・公衆送信権（送信可能化権を含む）は、（株）メディカ出版が保有します。

ISBN978-4-8404-6155-9　　　　　　　　　　　　　　　　Printed and bound in Japan

当社出版物に関する各種お問い合わせ先（受付時間：平日9：00〜17：00）
●編集内容については、編集局 06-6398-5048
●ご注文・不良品（乱丁・落丁）については、お客様センター 0120-276-591
●付属のCD-ROM、DVD、ダウンロードの動作不具合などについては、デジタル助っ人サービス 0120-276-592